方氏微象针灸

方本正 编著

周达君 黄珠英 整理

中国出版集团有限公司

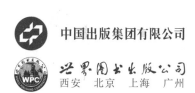
世界图书出版公司
西安 北京 上海 广州

图书在版编目（CIP）数据

方氏微象针灸/方本正编著. —西安：世界图书
出版西安有限公司, 2024.5
　ISBN 978-7-5232-1025-3

　Ⅰ. ①方… Ⅱ. ①方… Ⅲ. ①针灸疗法
Ⅳ. ①R245

中国国家版本馆 CIP 数据核字（2024）第 091258 号

书　　　名	方氏微象针灸	
	FANGSHI WEIXIANG ZHENJIU	
编　　　著	方本正	
责任编辑	胡玉平	
装帧设计	西安非凡至臻广告文化传播有限公司	
出版发行	世界图书出版西安有限公司	
地　　　址	西安市雁塔区曲江新区汇新路 355 号	
邮　　　编	710061	
电　　　话	029-87214941　029-87233647（市场营销部）	
	029-87234767（总编室）	
网　　　址	http://www.wpcxa.com	
邮　　　箱	xast@wpcxa.com	
经　　　销	新华书店	
印　　　刷	西安雁展印务有限公司	
开　　　本	787mm×1092mm　1/16	
印　　　张	16.25	
字　　　数	280 千字	
版次印次	2024 年 5 月第 1 版　2024 年 5 月第 1 次印刷	
国际书号	ISBN 978-7-5232-1025-3	
定　　　价	98.00 元	

医学投稿　xastyx@163.com ‖ 029-87279745　029-87285296
（如有印装错误，请寄回本公司更换）

谨以此书献给

我敬爱的父亲

我尊敬的老师

方氏头皮针创始人

——方云鹏先生

序 言

　　我的父亲方云鹏是闻名全国的头皮针、手象针、足象针、体环针疗法的发明人。1936 年毕业于当时的河南大学医学院,9 年的大学学习,他打下了坚实的西医理论基础。毕业后,受聘于当时的部队,作为军医,他技术高超。1948 年因一偶然事件,他迷上了针灸。中华人民共和国成立后,于 1952 年进修于原中央卫生部主办的针灸实验班。他博览群书,采诸家之精华,师古而不泥古,善于思考,能够将西医理论和中医学说相结合。在长期的临床实践中,他不断提出自己的新见解,独创一家之说,发明了四种新的取穴系统和方法等。

　　他提出的头皮针、手象针、足象针,是以传统经络学说为基础,以胚胎发育学的理论为指导,不断探索,逐步发展,认真总结出头、手、足上人体缩影的特定部位和人体经络脏象系统的缩影部位,并大胆提出头部可能存在"总(运感、经络)中枢",手、足部可能存在"末梢(运感、经络)中枢"这种假说,在研究全身各部之间的功能联系方面,在研究十二经脉系统交会衔接和相互关系及其"实质"问题上,提出了一些新看法,形成了用以治疗全身疾病的"新型微型针灸疗法"。在此基础上,又以西医神经节段理论和中医十二经络、十二皮部理论为基础,揭示了人体存在着一系列针刺敏感区域这样一种新的经络传导治疗系统。它既不同于传统体针,又与神经节段理论相区别,是自成体系的"新型体针体系"。它的特点是以敏感点为基础、传导线为单位、阴阳相结"有环无端",故名"体环针"。以上这四种疗法,对内、外、妇、儿等诸科疾病都有良好的治疗效果。

　　我是先父方云鹏唯一的儿子,也是先父科学研究工作的助手。

参与了闻名于世的方氏头皮针的创建。先父在弥留之际，仍念念不忘完善和发展方氏头皮针，一再嘱托我，一定要把方氏头皮针继续研究下去，头皮上穴区的定位变化、任脉的定位、头皮针的研究发展绝不可半途而废。

先父的临终嘱托，激励着我潜心研究方氏针灸医术。这些年，我对方氏针灸医学的钻研一日未止。方氏针灸创新之"头皮针""手象针与足象针""体环针"相继推出至今已有二十多年，《方氏微型针灸》一书的出版也已有二十多年。这些年，我对方氏针灸医学的研究有了更多新的进展。

在继承方氏微型针灸的基础上，经过长期的临床研究与实践，我发现并总结了任脉在头顶的分布，形成了任督二脉在头顶的治疗思路，完善了方氏头皮针的治疗系统在头顶的体现，将方氏头皮针发展和完善，提升到更高层次，形成"中医微象针灸"理论，创造了一个崭新的针灸医学体系。这个医学体系已于 2018 年在美国旧金山世界中医药学会联合会与美国中医公会联合举办的第三届"北美中医药高峰论坛"上公布。同时最新发布了 1997 年完成的三张头部人体全息图（伏脏二、顶伏脏），以涵盖 200 多种疾病的 28 张基本"针象图"。

现在，我终于完成了父亲的遗愿和嘱托。在此，我仰望父亲的在天之灵，内心思念如泉涌，细语告知：亲爱的父亲，请您老人家放心，我已完成您的遗愿和嘱托。谨将此书敬献给您！

方本正

2019 年 3 月于美国旧金山

方云鹏先生简介

方云鹏先生(1909—1990),生前曾任西安市政协第八届委员,中国农工民主党西安市委员会委员;西安市中医医院针灸科主任医师,西安微型针灸研究所所长,中国针灸学会头皮针研究组顾问,中国全息生物学研究会顾问,中国针灸专家讲师团教授,阿根廷中华针灸学会顾问。

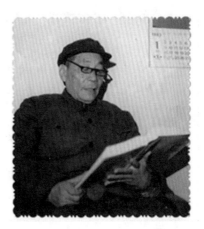

方云鹏,字翔九,河南省原淮阳县(现为周口市淮阳区)冯塘乡方营村人。1909年生于耕读世家。1927年考入当时德国人主办的河南

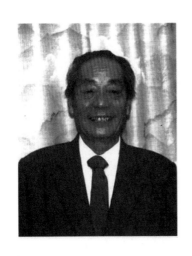

大学医学院(预科3年、本科6年),在严格的西医理论教育和临床训练下,他打下了坚实的西医学解剖、生理、生化、病理等理论基础,练就了熟练的操作能力。在淘汰率为86%的情况下,他以优异的成绩完成了学业,获医学博士学位,并被当时的国民政府聘为唯一的"国民政府中将军医",任脑外科和普外科医生。毕业后,他奔赴沙场,抗击日寇。

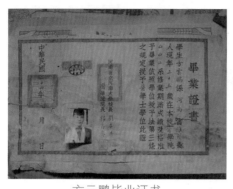
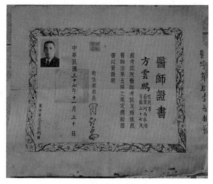

方云鹏毕业证书   方云鹏医师证书

　　1936年起,先后任国民党军政部十三兵站医院戒烟所所长、九二后方医院、七七后方医院院长兼外科主任。在残酷的抗日战争中,伤员大批涌入后方医院,据先父讲,那时他一天的手术工作量比正常时期医生一年的手术工作量都大。年轻的他,血气方刚,以中华儿女的赤诚之心,竭全身心之力为抗日将士疗伤。深厚的医学功底加上精湛的手术技术,让他在后方医院的同仁中收获了极高的赞誉。1948年他与同学一起到了延安,受到肖华政委、宋杰部长的接见。在延安非常艰苦的工作环境下,作为老知识分子,他始终忠于自己的职业特质,任劳任怨,不分昼夜地为伤病员进行手术和治疗。他利用精湛的医术,参加战地服务,抢救了无数负伤将士。1948年加入了中国人民解放军华北兵团卫生部,任手术组组长。当时因缺医少药,开始尝试用针刺进行术后止痛,为受伤的将士疗伤和治病,治疗效果非常显著,从此开始了对针灸和中医药的深入研究。

　　1950年,他被聘为西安市第一人民医院外科医生兼科室行政主任,是西安有名的"外科一把刀"。1952年他到北京参加中央卫生部主办的全国第一届针灸学习班,学习中医学和针灸。学习班结束后,1953年即在西安市第一人民医院成立了全国市级医院第一家针灸科室,兼任针灸科主任。

　　他一手拿着手术刀,一手拿着银针,开始走上中西医结合的新医学征途。父亲用中医针灸取代西药麻醉剂止痛,应用在外科手术中,临床效果显著。几年间成绩卓著,1958 年父亲发表了《试用针灸代替止痛药和强心剂》一文(1958 年 10 月《西安卫生通讯》),首开国内针刺麻醉之先河;对针灸治疗疟疾做了大量观察研究(1955 年 7 月第 7 号《中级医刊》);用针灸治疗风湿性心脏病疗效满意(1957 年 9 月《上海中药杂志》);用针灸后出现特异的皮疹证明了经络的存在(1959 年 12 月《上海中药杂志》)。

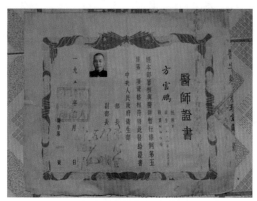 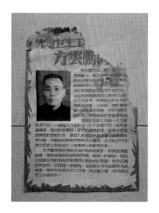

省市先进个人表彰

1961 年调入西安市中医院,担任针灸科主任、外科主任,他所发表的《运用经络知识诊断痔瘘》(1962 年第 4 期《中医杂志》)得到了上海等地医院的临床验证。此后,他对祖国传统流注针法理论进行深入研究整理,并发展了"子午流注""灵龟八法""飞腾八法"等古老的医学遗产,首创了"任督流注",总结出了一套简明的选穴计算方法,为这几种古老传统针灸技术的学习提供了方便,并编写了《针灸万年历》《针灸日历》。1980 年 6 月 13 日首先成功地将此古老传统针灸等取穴方法输入电脑,使针灸和现代科学技术结合起来,为中医研究开辟了新路。

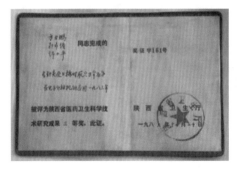 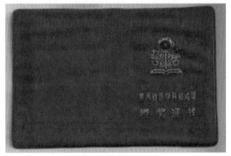

"针灸逐日按时取穴万年历在电子计算机中的应用"于 1983 年被评为"陕西省医药卫生科学技术研究成果三等奖"证书

方氏头针起源

1948 年的那个年代,因缺医少药,在临床上开始结合针灸进行治疗。1958 年,父亲偶然发现针刺头部腧穴承灵穴可治腰痛,而且在后来临床治疗各科疾病中,又发现多个有效的头部治疗点,遂致力于头皮针的研究,对头部针法开始了全面而系统的研究。历经十多年的艰辛探索、临床专注潜心研究及总结实践发现,将头部的显著治疗特效点一个一个排列在头上,图像恰是一个伏在头顶部缩小的人像,根据临床治疗各种疾病的有效结果,命名为伏象、伏脏、倒象、倒脏、倒伏象、倒伏脏的中枢刺激区,总结出头部十一大中枢的 21 个穴位(包括部分腧穴和经外奇穴)。

1969 年 10 月,由于历史原因,父亲被下放到蓝田县农村医疗站。他潜心研究头针。我作为父亲的助手,在他的指导下绘图、刻蜡版、执笔代书,把一些临床宝贵资料整理成册,完成了方氏头针理论系统。

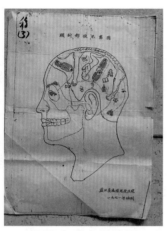
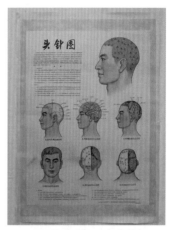

| 1971 年彩色手稿图 | 1973 年第一次印刷 |

因方氏头针是在蓝田县第一次被提出,故被人们誉为"蓝田头针",又称"陕西头针"。1970 年父亲开始创办方氏头针学习班,蜡版油印学习资料,方氏头针快速流传到全国各省、市,以及东南亚、北美、南美及大洋洲等国家,反响巨大。1971 年,父亲开始着手编写彩色书稿,定稿后,在渭南地区、陕西情报研究所及陕西中医学院的帮助下,1973 年方氏头针图第一次印刷。

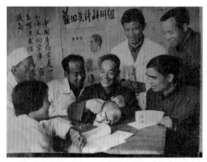
1970 年先父方云鹏带教蓝田县卫生员

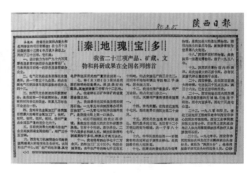

方氏头皮针对多种疾病的疗效卓著,并得到国际上公认。此后,父亲在传统针灸方面累有建树,创新了"手象针与足象针",发明了"体环针"等技术。在此基础上,他又把头皮针、耳针、面针、手象针与足象针等用体环针贯通在一起，系统形成了一种新的针灸体系，即微型针灸体系。成立了西安微型针灸研究所，为国内外培养了大批微型针灸人才，其影响遍及美、英、法、加拿大、新加坡、马来西亚、印度尼西亚等国及中国香港地区，在国内外针灸界享有较高的声誉。

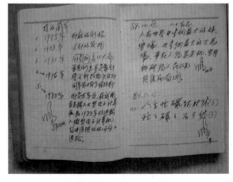

先父方云鹏先生亲笔手记

方氏头皮针因其独到的功效，1978 年获得了全国卫生部科技大会三等奖。父亲的重要论文已被国家有关部门收入《当代中国针灸临症精要》《中国现代名中医医案精华》《中国当代针灸名家医案》《针灸临床指南》等书。他被列为"当代针灸名人"，其事迹分别被翻译成英语、日语等介绍于全世界。已经出版的著作有《头皮针》《手象针与足象针》《体环针》。父亲不但向后辈无私传授自己独创的头皮针技术，还把宝贵的临床经验和研究心得毫无保留地传授给同行。

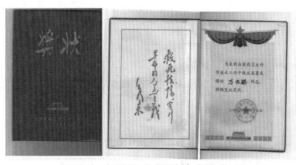

1978 年全国卫生部科技大会奖项

父亲从事医疗工作半个多世纪，为祖国医药卫生事业做出了重大贡献，在国内外享有盛名。他对业务精益求精，医德高尚，深受群众爱戴。曾多次被评为国家、省、市级卫生先进工作者，出席了全国医疗卫生科学大会和中国农工民主党个人表彰大会。他在医学科学上的累累硕果，已载入中华医疗史册。

方本正教授简介

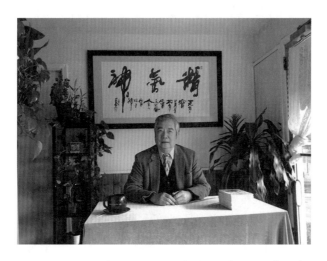

  方本正教授,于1943年8月8日出生于中医世家,其父为陕西"外科一把刀"、方氏头皮针发明人方云鹏先生。父亲曾为其规划了理想的前途,希望他高中毕业后报考医学院,接受西医训练后,再投入中医针灸学习。然而,由于历史原因,他三次高考均未被任何大学录取。无奈的父亲决定以自身雄厚的西医知识和深厚的中医知识,亲自带教和培养自己的儿子。

  16岁(1960年)时,方本正正式跟随父亲方云鹏主任医师学习针灸学、中医基础理论、中医诊断、中医鉴别诊断,以及西医解剖、生理病理、临床鉴别诊断等学科。在父亲口传身教的严格训练下,他快速掌握了中医针灸的基本技能。父亲卓越的教育才能和严密的逻辑思维,一步一步引导和启迪着方本正对针灸的热爱和追求。

  方云鹏老先生为增强方本正的临床专科治疗经验,曾先后安排其在乳腺专科和儿童低智专科训练。1980—1982年在西安市乳腺专科训练。1986年方本正被送到河南洛阳残疾人智障学校工作一年,为残疾儿童治疗疾病。父亲为了培养其对小儿先天疾病和低智的治疗能力,讲到中医治则中的因人而异时,特意有规律地安排临床门诊。一天全部针治肥胖人,另一天全部针治瘦人,一天全部针治老人,另一天再全部针治小儿。就这样反复循环针对性地训练和培养,对不同类型人群进行触诊,感受揣穴和针下的感觉,为其针灸技能的提升奠定了深厚的基础。正像现在学生们看到方本正教授施针后的图像都会充满崇敬和感慨地说:"方教授的针法是针灸和艺术的结合,美的像一张艺术作品。"

在父亲方云鹏先生的严格带教、训练下,方本正的医术明显进步。在17岁(1961年)那年,方本正开始了针治患者的医学生涯。

1984年考入成人中医教育学院,成为第一期学员;3年全职学习后以优异的成绩完成学业;1988年任西安微型针灸研究所副所长;1989年被香港国际微型针灸研究院聘请为教授;1991年任西安微型针灸研究所所长;1994年受邀随中国中医治疗团访问马来西亚;1996年以特殊人才受邀到美国授课;2007年受聘于加州五系中医药大学教学,博士班成立后,担任博士班导师至今。

方本正教授参与了方氏头皮针的创立、研究和临床实践的全过程,发展和完善了方氏头皮针系统,把方氏头皮针由点、线治疗,发展到三点针法和微象图法治疗,形成独特、奇效的治疗系统。

方本正教授牢记方云鹏先生在弥留之际的嘱托:"方氏头皮针发展到现在不容易。儿呀,你一定不能放弃,坚持研究解决任脉在头皮上的存在位置。要经过三十年的临床验证,才可公布。"方本正教授料理完父亲的后事,将锥心刺骨的丧父之痛化为热血沸腾的动力和源泉,夜以继日埋头在图书馆,设计研究方案和临床应用观察,为完成父亲的遗愿努力奋斗。在不懈的努力之下,方本正教授仅用了7年,于1997基本完成了任脉在头皮上的位置研究,创造性地将任脉治疗体系建立在头顶上,完善了方氏头皮针任、督二脉在头顶的分布,创立了顶伏脏治疗体系。这个神奇的创举,把方氏头皮针提升到新的全方位领域,大大扩展了头皮针的疾病治疗谱,开创了阴病阳治的特殊针法。头皮针不仅用于治疗神经运动系统及创伤性疾病,更广泛地用于治疗内、外、妇、儿、眼、鼻科等200多种疾病,并由此创建了中医微象针灸体系。

经过二十多年的临床实践，大量病例验证了任脉在头顶上的存在。妇科病针"少腹部妇科九宫"，使闭经 1 年多患者，仅 3 次治疗月经就来了；产后恶露不断 8 个月的患者，经介绍来治疗，第 1 次治疗后恶露显著减少，第 3 次治疗恶露完全消失；多囊卵巢综合征患者，针后月经恢复正常。又有一男性患者睾丸剧痛，取穴微象针灸"泌尿生殖九宫"，疼痛明显减轻。数以十万计患者以自己的经历，见证了微象针灸治疗的奇特和神奇。

鉴于方本正教授对于针灸的杰出贡献，他本人事迹被载入《中国针灸刺灸法通鉴》一书。

方本正教授沉淀二十多年后，于 2018 年 3 月 18 号在世界中医联合北美中医药峰会上向全世界宣布中医微象针灸问世。

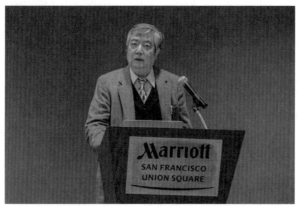

微象针灸创始人方本正教授于 2018 年 3 月 18 日
宣布创立"中医微象针灸"

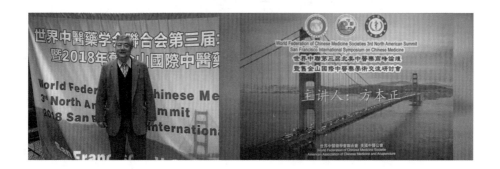

方氏微象针灸传人

周达君

周达君,男,传统中医继承人,方氏针灸传人。中央电视台《杏林寻宝》节目"方氏头皮针"技术持有人、传承人。现任广州市越秀区周达君中医诊所(暨广州中医药大学临床教学基地)所长,广州中医药大学针康学院硕士研究生导师。

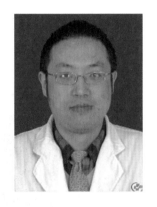

幼承家教,随侍亲颜。中学时就已经向外公、我国著名针灸家方云鹏主任医师学习方氏针灸理论及技术。大学毕业后,则从舅父方本正学习方氏针灸临床之精要。1987年考入陕西中医学院医疗系,系统学习中医学知识。1992年毕业后,任职于陕西省人民医院中医科。又回向民间学习传统的中医学理论。2002年因工作调动进入广东省中医院,曾任广东省中医院芳村医院传统疗法科科室主任,多次获得"服务之星"等各种奖励。2015年创立"广州市越秀区周达君中医诊所"并任所长。2016年,诊所获"广州中医药大学临床教学基地"。

临证读书凡30余载,精研中西医学理论,对中医脉诊及方氏针灸体系感悟尤深,亲自执笔编著了书籍《脉诊导论》(第一、二版)(人民卫生出版社出版),主编《头皮针疗法》(人民卫生出版社出版)。

作为特约嘉宾,多次参加中央电视台十套《健康之路》、广东电视台《健康100分》等健康节目。

连续数年,去美国及加拿大等地传授中医学知识,受到了极高评价。被美国加州中医药大学特聘为博士生导师。

周达君医生临症以纯中医治疗为主,针药并重,对健康调理颇有研究。擅长运用针灸、中药等综合疗法治疗中风、面瘫、失眠、偏头痛、糖尿病周围神经病变、慢性结肠炎、便秘、肠激惹综合征、慢性胃炎、颈腰椎病、痛经、月经不调等多种疑难杂症,疗效显著。

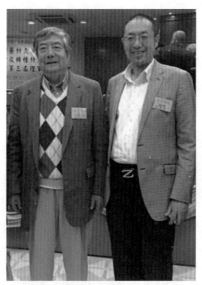

方本正教授与周达君医生

黄珠英

黄珠英,女,传统中医继承人,方氏针灸传人。1999年毕业于北京中医药大学中医系。赴美后,进入普渡大学(Purdue University)药学院学习,名入优等生名录(Dean's honor list)并获取奖学金。2013年获得美国加州针灸师执照,并获取博士学位,师从并临床随诊于方本正教授。

曾任全美中医药学会(ATCMA)理事,全美中医药学会网络信息部部长,美国校友联合会(TCMAAA)编辑部部长,负责学会学科学术编辑、微信学术网络课程,成功组织并推动了全美中医药学会第一届至第三届全美中医药学会年会的举办,以及首届及第二届全球中医人春节联欢会的举办。推动并组织方本正教授微象针灸在加州、佛州、纽约及加拿大的推广学习,负责及参与方本正教授《方氏微象针灸》一书的编写,以及《临床实用手册》、"微象针灸图谱"编写等。任温州医科大学中美针灸康复研究所方氏头皮针研究所主任,世界中医药学会联合会方药量效专业委员会及内分泌研究专业委员会第二届理事会常务理事,美洲中医学会(ASCM)学术部部长,负责职业针灸师的继续教育安排及组织工作。拥有自己独立的诊所,在美国加州硅谷执业。

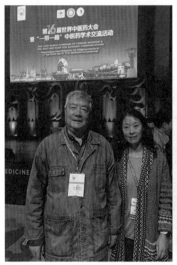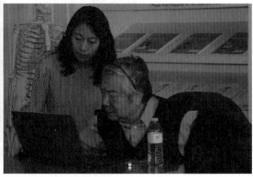

方本正教授与黄珠英医生

前　言

　　中国微象针灸是方本正医师所创立的一种基于中医"象"概念的针刺医疗体系,它源于方氏微型针灸体系的传承与进一步的发展。

　　方氏微型针灸体系为方云鹏医师所创。以1970年正式推出(方氏)头皮针为肇始,联合其后推出的手象针与足象针、体环针共同组成一种新的针灸治疗体系。其中,方氏头皮针获1978年全国卫生部科学技术进步大会奖项。方氏进一步提出,头皮为人体总中枢,手足为人体末梢中枢,体环是人体的信息通道,提出了微型针灸体系的理论。方本正教授在此基础上出版了专著《方氏微型针灸》,使微型针灸体系的理论变得具体而清晰。

　　方本正教授是方云鹏医师之子。在原有方氏微型针灸体系之上,多有创建。在头皮部,发现了"伏脏二""顶伏脏"等新的治疗区。"象"这个词在中国传统知识体系中,具有特殊的含义。《周易系辞》曰:"在天成象,在地成形,变化见矣。"指出万事万物的变化,都可以通过特定的形式表现出来。中医体系中,人体内在的生理病理状态也可以通过外在的现象表达出来。如《素问》曰:"五藏之象,可以类推。"方氏微型针灸体系的治疗区,就可以反映人体内在的疾病状态,并可以反过来起治疗作用,正符合中医对"象"的认识。进一步推理认为,人体的内在疾病,也能以象的形式来表达,并可以通过象的形式来治疗。因这些相关的"象"表现得具体而"微",往往通过微型针灸体系的存在而表达出来,故这种包含了象的概念的治疗体系,被命名为"微象针灸"。

　　方本正医师经过几十年的临床实践,认为疾病的发生发展演化,自有其内在的规律性。在治疗中,有效地配合不同的方氏针灸治疗区,才能达到最佳的临床疗效。穴位与穴位之间的配合也有其内在的规律性。通过对这种取穴规律的研究,方氏发现对于不同疾病,其配穴往往形成特定的几何图形,也即形成了特定的象。通过对这类因疾病的"象"的治疗,创制了针象图的针灸治疗法。通过长期总结归纳,最后形成28微象针图。方本正医师于2018年正式推出"中国微象针灸"治疗体系,包括人体全息微象、针象及28微象针灸图。

微象针灸的基础是"方氏微型针灸"。微象针灸则是方氏微型针灸的进一步发展及临床应用的延伸,具有止痛迅速、治疗谱广、易学易用、操作安全等特点。

目 录

体用篇

实战篇

基础篇

JICHUPIAN

第一章 方氏头皮针

第一节 头皮针理论概述

一、头皮针的产生

"头皮针"是现代中医学界涌现出的一种新型针刺治疗方法，以其独特的治疗方法和意想不到的治疗效果而备受患者及执业医生的青睐。它是通过刺激头皮组织中的特定刺激点，达到治疗全身疾病的一种新的治疗方法。它是陕西名老中医方云鹏主任医师在临床实践中通过研究颅脑功能定位和经络学，认真探索和总结，并把传统的针灸理论进行改革性实践，从而形成了一种新的理论系统——"微型针灸学说"，为后来全息生物学的存在提供了证据。

任何一种学说的产生都是有继承性的，并不能与以前所呈现的知识完全脱离。

头皮针理论的起源，虽然要追溯到中国古老的传统医学（在秦汉时代，人们对大脑的功能就有了一定的认识），但只是笼统地提出一些概念，并没有指出具体位置。几个世纪以来，人们对大脑进行了大量研究和广泛探讨，对脑的认识有了飞速的发展。17世纪60年代，俄国一个叫伏罗尼科夫（Вронийков）的伤员，被毛瑟枪射中颞部，弹片停留其中，导致其不能言语，但这一事件并没有引起人们的注意。人们对大脑的认识仅限于结构，没有人去探讨大脑的区域功能。到18世纪中叶，德国医生加尔（Gal）根据比较解剖学，以及取得的零星材料和某些表面观察，提出了新的设想，他认为：各种特质在人的大脑中都占有一定的位置，某人的大脑发达与否，都会反映到颅骨的外形上。因此，可以通过检查头骨来确定一个人

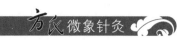

的智力。加尔提出了颅相学，起初的目的是探索人类的各种精神活动与大脑各部位功能之间的联系。他把人类复杂的社会现象简单归结为大脑区域部位的固定功能，这显然是不对的。但这却使许多生理学家将注意力集中到脑功能的定位上来，并千方百计用实验证明颅骨各部位与人心理现象的关系。法国生理学家佛洛伦思（Florence）根据切除部分脑体的实验，得出大脑并没有特殊功能的结论。不少生理学家也指出，感觉、意识、思维等精神现象，是大脑整体的作用，彼此之间没有区别。就这样，加尔提出的脑功能概念，被以佛洛伦思为代表的生理学家所否定。

19世纪60年代，法国学者布洛卡（Broca）证实了言语中枢的存在，极大地支持了加尔的颅相学说，进一步触发了人们对脑科学的重要研究。当年加尔曾标明了大脑沟回，虽然这种概念是错误的，但却引起了其他解剖学家更加细致地关注大脑皮质的表面。后来，主要脑回被命名，脑的额叶、顶叶、枕叶、颞叶也相继被确定。1870年，德国医生弗利茨（Fritsch）在给伤兵包扎时发现，不小心碰到裸露出来的大脑皮质可以引起对侧肢体的运动。并通过电刺激狗的大脑实验，进一步发现了大脑皮质上那些兴奋点集中分布在一条狭长的有限面积上。在此区域上，只需用极微弱的电流刺激即可引起相应的肌肉收缩。反之，则无效。这时德国的神经学家菲特尔凡·菲尔特（Phitlph Philei）通过对清醒患者用电流刺激大脑各部的方法，来观察所引起的反应，清晰地绘制出人的运动区和感觉区的大脑皮质定位。其间，也出现了一些反定位学说的思潮，他们强调脑功能的整体性，并认为一个人的智力高低，直接取决于大脑组织容量的多少，与其位置没有多大关系。反定位学说片面强调整体功能，忽视了对生理现象理化基础的研究。

从颅相学说到大脑皮质功能定位的确立，经过了多次反复。每反复一次，就有新的观点产生，不断使脑科学有新的发展。一个多世纪以来，脑科学的研究有了飞速发展。苏联的巴甫洛夫也得到了关于大脑皮质功能活动与其结构之间存在着细致联系的确凿资料。构成现代神经病理学基础的大脑局部功能定位学说的形成与发展，是由许多科学家广泛地研究了中枢神经系统与周围神经系统的形态学、生理学和病理学的结果。进入21世纪以来，世界各国已把脑科学的研究列入科研规划中的重点发展方向之一，脑科学已成为举世关注的科研课题。20世纪50年代以来，由于生物学的发展和微电极技术的应用，人们对大脑的认识更加深刻。人们发现，大部分神经细胞的突触是通过化学物质来传递信息的，特别是对突触有抑制性和兴奋性之分。一些神经学家、心理学家在研究左右半球信息加工过程中，还发现了许多新奇现象，并正视大脑两半球的功能具有不对称性等。方云鹏主任医师在 1957 年做大脑前叶切断术时发现：切开前颅刀柄所过之处，可以引起患者的上肢功能障碍。这又对脑科学研究提出了新课题，这个部位在大脑皮质上没有功能区域，而在临床上有作用价值。这又为经络实质的研究提供了新的线索。

方云鹏主任医师早年从事西医外科，毕业于德国人创办的河南大学医学院 9 年制大学本科教育。9 年的大学教育给他打下了深厚的理论基础。毕业时，原本打算出国深造，但由于抗日战争的爆发而投身于抗战事业。他对医学技术苦心钻研，对工作满腔热情，曾因精湛的医疗技术而获得"外科一把刀"的盛名。在 1948 年解放战争中，因一次偶然的事件，他迷上了针灸。中华人民共和国成立以后，他又进修于中央卫生部主办的针灸试验班。他博览群书，师古而不泥古。他善于思考，认为前人是人，而不是神，他把西医理论与中医学说相结合，不断提出自己的新见解。1955年，他首先把针灸运用到外科手术中，首开针刺麻醉先河。1958 年起，他又研究发现并提出了头皮针学说。

科学的发现往往是偶然的。1958 年，有一次他运用"承灵穴"治疗患者的感冒头痛时，意外地治好了患者的腰痛。承灵穴，属于足少阳胆经。胆经起于目外眦，经头循耳入缺盆，下走腋窝前，沿侧胸过季胁下行入髋，并非循行过腰。承灵穴，是足少阳胆经与阳维脉交会穴。阳维脉，起于足跟，出外踝，沿足少阳上行，过髋关节部，循胁肋后侧，上行至前额、项后合于督脉，也并非循行过腰。承灵穴为什么能治腰痛？一个疑问引起了他的思考。于是，在以后的临床中他细致观察，又逐渐发现了头部有许多能够治疗全身疾病的奇异刺激点。起初都被他视为经验穴，而没有研究出内在的规律。"文革"期间他被下放到蓝田县鹿塬地段医院。农村的贫困落后、缺医少药，不仅没有使他意志消沉，反而使他更加振奋，决心探索总结出一套适用于农村的简便有效的新疗法。他对以前的病例认真分析、研究、总结，发现运用头部腧穴治疗头痛、头晕、感冒、癫痫等疾病时，往往会引起身体其他部分的感觉，从而无意间治好了身体其他部位的疾病。他先用自己掌握的头部有效经验穴治疗肢体某些障碍，并在实践中反复验证、细致观察，结果发现了头部许多新的穴位分布规律。他联想到西医神经中枢功能定位在头皮的投影区，又通过大量的临床实践验证：头皮部的经验有效穴，与神经中枢功能定

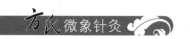

位在头皮的投影区大致吻合，于是得出了针刺大脑皮层功能定位在头皮的投影区，可以治疗相应的功能障碍的结论。他把传统的针灸疗法与现代医学的大脑功能定位理论紧密结合起来，为针灸学的中西医结合开辟了新的途径。

1970 年，有一次他尾骶骨右侧被碰伤，十分疼痛，同时，头部人字缝尖右侧也有压痛。针刺头痛部位，头痛立即消失，尾骶骨的疼痛也有所减轻，当时很觉奇怪。事后揣测：可能是督脉循径路线的反应。不久，又遇到一名农民患者，犁地时因牲口受到惊吓，被犁划破大腿内侧，深达肌层，用架子车拉来医院。由于疼痛出现休克。经外科处理后，他也在患者人字缝尖外下侧扎了两针，患者立即感到疼痛减轻，可以忍受；停了一会，便自行走出医院。此病例给了他很大启发。此穴不是中枢功能定位在头皮的投影区，也不是经络的循行线路，针刺为什么可以止痛？头部是否还有未被传统经络学说和现代医学发现的东西呢？此病例与被碰伤的尾骶骨处疼痛是否有一定的内在联系？带着这个问题，他又联想到过去熟知的经验穴，并对数以万计的临床病例进行再次总结、验证，相继又发现了头皮部许多新的有特异功效的刺激点。这些刺激点排列有序，从而构成新的功能穴区，其形象如人体本身的缩影，伏于头顶与前额。根据其形象和功能，为其取名为"伏象""伏脏"。

在那个特殊的年代里，搞这项研究是要冒风险的，但他不为逆境所折服。对每一个病例详细记载，对每一个穴位认真分析，躺在床上思考问题，一夜起来数次，把思考心得记录下来。有时为一个刺激点而彻夜不眠。为了查阅资料，走访病例，自己带着病四处奔波。就是这样，头皮针的治疗范围不断扩大，疗效不断提高。头皮针这个新疗法，在一定范围内以集体的名义被推广应用。1970 年"头皮针"曾被人们誉为"蓝田头针"。后因"蓝田头针"在陕西省得到推广，并与同时期其他兄弟省市出现的"头针"具有不同的理论和技术，而且头部包括有五官及面部，故 1976 年更名为"陕西头皮针"，简称"头皮针"。在渭南地区医院推广头皮针疗法的过程中，遇到患者张某某，一年前右侧头部和上肢被矿车撞伤，右侧耳尖上 6cm 处，大约有一 6cm 的伤口，经治疗留有瘢痕和肿包，右上肢呈粉碎性骨折，治疗后用钢针固定，出现右上肢肌肉萎缩和抽痛、功能障碍。在伏象头部(右侧)扎一针，患者头痛立即消失，并且上肢不再抽痛。再用手挤压头部伤口，也无不适之感。临床中发现的诸如此类的病例，结合过去做大脑前叶切断术时，患者出现上肢功能障碍，他认为："伏象""伏脏"是统率十二经络的"总经络"，是支配、统管其他各个中枢的总运感（总中枢）。总运感假说的提出，为祖国医学增添了新的内容。

虽然头皮针疗法是实践的总结，其中的奥秘尚未被全部揭开，但对阐述于"伏象""伏脏"的生理机制，我们认为与揭示经络实质具有同等重要的意义，并且给大脑生理解剖学研究提出了新的课题。

头皮针学说为全息生物学说提供了证据；全息生物学的出现，为头皮针提供了理论根据。

二、头皮针的发展与优越性

头皮针以巨大的生命力诞生，在经过对多种方案的深入研究和临床实践后，逐渐从单纯的针刺头穴，发展到按摩、埋针、穴位注射、电磁针、超声治疗、激光照射等多种治疗方式。1978 年被推荐参加全国医药卫生科技大会，被评为全国医药卫生科研成果。西安电影制片厂拍摄了科教片"头皮针"在全国放映。《头皮针》一书也由陕西科学技术出版社出版发行。头皮针以它独特的魅力和优异的效果，受到了世界医学界的欢迎。

头皮针不但为我国人民的健康事业发挥了巨大作用，亦成为世界人民健康事业中不可缺少的医疗方法，相继有新加坡、美国、英国、法国、日本、加拿大、澳大利亚、墨西哥、马来西亚、瑞典等十几个国家和中国香港地区派人来学习。

头皮针，具有解热、止痛、镇静、解痉、降压、抑菌、消炎、强心、急救等功效，并可用于辅助诊断和防治，对运动系统、神经系统、心血管系统、内脏和皮肤感觉等方面的疾病均有显著效果。在其发现、发展及临床实践过程中，通过不断改进和提高，对严重危害人民健康的常见病、多发病，如高血压、偏瘫、眩晕、冠心病、癌痛等疾病的治疗，获得了可喜的进展，并摸索出一套取穴和治疗方法。通过对 1292 例高血压病的治疗观察，降压总有效率为 97.91%，对各种临床症状均有明显效果，心电图、血脂、眼底、胸透等检查指标均有不同程度的改变。通过对 707 例脑血管意外所致偏瘫患者的疗效观察，总有效率为 97.6%，对于脑血管意外所致偏瘫患者的预后有特殊价值。通过对 100 例冠心病患者疗效观察，在治疗期间停用一切药物，结果近期疗效达 90% 以上，特别是对左心功能不全者效果显著。通过对 162 例中心性视网膜炎、角膜斑翳、角膜溃疡、青光眼等多种眼科疾病的治疗观察，有效率为 96.3%。头皮针用于麻醉手术中，通过 100 例

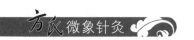

全子宫切除手术治疗观察，优良率达到86%。对3000例其他手术的临床实践观察也取得了较好的效果。对于攻克针刺麻醉临床"三关"问题，尤其是对于攻克"镇痛不全关"，显示出独特的效能，有进一步探讨的价值。

头皮针具有治疗范围广、效果显著的优点。据目前统计，取得良好治疗效果的病症即达200多种。不但对一些功能性疾病效果显著，而且还治愈了一些中西医长期难治的器质性疾病，而且具有见效快、经济简便的特点。凡是适用于头皮针治疗的疾病，一般都可以在很短的时间内奏效和控制一些症状，有些确有针到病除的效果。头皮针，易学易懂，且副作用少。穴区条理、分布规律，穴名形象，具有通俗性特点，容易推广和普及。因为头皮外露，取穴方便，且针感不强，有些人没有针感，所以既安全又方便。头皮针用于辅助诊断和防治，给医生、患者都带来了很大方便。一些疾病在早期有牵涉性症状，不易确诊，经针刺后，牵涉性症状消失，病灶部位局限或消失，易于确诊。一些周期性发作的疾病，如周期性神经痛、痛经、疟疾、周期性瘫痪等，在发病前经针刺或埋针，便可预防发作。用于麻醉时取穴方便，效果优异。除头部个别部位外，全身其他部位手术均不受限制。将头皮针用于拔牙、倒睫切除、乳腺炎切开引流、肿瘤切除、阑尾切除、剖宫产、子宫切除等，均收到了很好的效果。由于手术是在患者意识清醒下进行的，因此它能够获取患者的即时反馈。

三、头皮针的作用特点

祖国医学认为，针刺能够激发经气、疏通经络，起到调整虚实、平衡阴阳的作用。临床和有关基础方面的研究结果均表明，头皮针作用的基本原理是调节机制，其特点是作用迅速而显著，各项生理指标相对平稳，适应人体生理变化规律，无副作用等。无论是对于疼痛、酸困之类感觉性疾病的作用，还是对于偏瘫、面神经痉挛之类运动失调疾病的效果，以及对于血压、脉搏、体温、心电图、生化等病理性客观指标的影响，都能发现这种调节规律。大量临床病例验证：头皮针的调节作用是多方面的，如镇静、解热、止痛、消炎、降压、止痒、抗休克、解痉、抑菌等，同时这些作用取决于机体的病理状态、针刺的反应程度与病理的程度。针刺相同的穴位，由于机体的病理状态和个体敏感度不一，就会出现不同的治疗效果。例如，针刺"伏象"头部、思维、书写、听觉、呼循穴位，对于高血压可起到降压作用；而对于低血压，则具有升压作用。另外，在针刺治疗心动过速与心动过缓、面神经麻痹与面神经痉挛、便秘与便溏、白细胞增多与减少等疾病的过程中，也能看到具有同样的调节作用。通过对失语、大脑发育迟缓、脑血管意外所致偏瘫、癫痫、癔症、共济失调等疾病的治疗分析，我们体会到：头皮针对于神经系统，尤其是对于脑源性疾病的效果，往往在某些方面优于其他疗法。说明针刺头皮穴位，能够引起中枢神经一系列兴奋和抑制活动，通过神经调节、体液调节来改善病态细胞环境，使之趋于恢复正常功能，达到生理平衡状态。观察患者在针刺后出现的神志改变如嗜睡、兴奋等变化及记录到的大脑生物电变化，可以体现内部调节过程的几个侧面。

头皮针，具有特异的止痛和消炎作用，并且奏效迅速，适用于各类病理性疼痛。当部分癌症疼痛患者使用哌替啶、吗啡无效时，改用针刺则有效，并能控制在一定时间内不发生疼痛。将它运用于手术止痛，也取得了满意的效果。它不仅可以消除或减轻症状，还可以促使血液中白细胞增多、血脂下降，尿中红细胞、葡萄糖、蛋白、管型、脓球消失及眼压降低等。对腹腔脓肿、肾炎、前列腺炎、服毒症等病治疗后的反应现象，以及针刺麻醉过程中的心率变化、血液中 E 玫瑰花结形成率和 T 淋巴细胞转化率升高等现象，均说明针刺有调节内分泌的作用。它增强了机体某些重要的免疫系统和防御功能，促进了炎症吸收及体液平衡活动，从而发挥了止痛消炎作用，并在某些程度和某些方面已经超过了药物的止痛和免疫能力，向我们又提出了研究针刺的免疫机制及征服癌症等新课题。

第二节　头皮针的相关解剖学知识

为了掌握运用好头皮针疗法，我们不但要熟悉祖国医学的经络、脏象学说，还必须对颅脑生理解剖及与头皮针关系密切的基本知识有所了解。

一、颅外组织

头皮针刺激的部位，主要是颅外组织。由头皮、头皮神经、头皮血管和头皮淋巴四部分组成。

1. 头　皮

头皮是覆盖于颅骨表面的软组织，平均厚度为 0.5~0.6cm。在解剖学上，头皮组织由表及里分为 5 层，即皮肤、皮下组织、头顶肌及其帽状腱

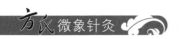

膜、腱膜下结缔组织、颅骨外膜。神经与血管等软组织，都走行于浅筋膜内。前3层紧密相连不易分开，临床上多视为一层。

皮肤：是头皮最表层的真皮组织，皮肤厚而致密，除额部外均有头发，并含有大量汗腺。

皮下组织：靠大量短细而紧密的纤维与其上下两层紧贴。由坚韧而致密的结缔组织组成，且含有脂肪。由许多纤维形成无数小隔腔。小隔腔内包着丰富的脂肪、血管和神经。

头顶肌及其帽状腱膜：上面头顶肌，包括前方的额肌和后方的枕肌。额肌和枕肌，以帽状腱膜相连。额肌，附着于额部皮肤。枕肌，起自枕骨。二肌的腱膜，在颅盖上相结合，呈帽状，故称为帽状腱膜。它与头皮紧密结合成一层，而与深部的骨膜则隔以疏松结缔组织。帽状腱膜，坚韧而厚。额肌与枕肌和两侧的颞肌相互连接。但两侧颞区上的帽状腱膜则变薄成为颞筋膜。

腱膜下结缔组织：为头皮组织中最疏松之层，为一层蜂窝组织。它与其上面的3层和下面的骨膜层，都只有很不牢固的联系，其中有导血管通过，是头皮的危险区。头皮的静脉，借导血管与颅内静脉窦相通，如果导血管因头皮感染发生血栓，即有将血栓带入颅内的风险。此外，在此层内发生积血、积脓或积液时，都可迅速蔓延全部颅顶，甚至眼睑。

颅骨外膜：覆盖在颅骨的表面，仅在骨缝及颞窝处与骨紧密粘连，形成骨缝膜，并与硬外层相连续，其他处骨膜与颅骨间有疏松组织存在。骨膜中的感受器最为灵敏。但针刺时造成的感觉因部位而存在差异，如头顶骨的骨膜几乎无痛感，而颅底部骨膜对疼痛较敏感（图1-1）。

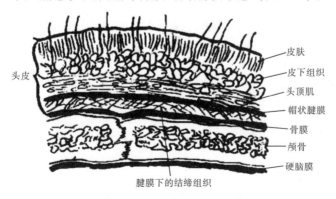

图1-1　头皮软组织纵面解剖图

2. 头皮神经

头皮部的神经一般与血管伴行，走行于皮下组织中，全部是感觉神经。三叉神经的第一支眶上神经和滑车神经分布于额部和颅顶部。枕部的枕大神经，系由颈 2 神经而来。枕小神经，系由颈 2、颈 3 神经而来(图 1-2)。

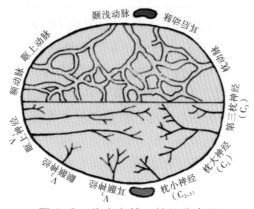

图 1-2　头皮血管、神经分布图

3. 头皮血管

头皮的血管很丰富，供应头皮的血管有动脉、静脉和导血管。

动脉：额部发自颈内动脉的眶上动脉和额动脉。颞部和枕部有来自颈外动脉的颞浅动脉、耳后动脉和枕动脉。动脉走向由下向上至颅顶，同侧和对侧的分支之间互相吻合形成动脉网。

静脉：与动脉伴行，回流至面前静脉、面后静脉和颈外静脉。

导血管：头皮静脉皮下组织内形成静脉网，借若干导血管与颅的板障静脉及颅内静脉窦相通为顶导血管，连接头皮静脉与上矢状窦。乳突导血管，连接枕静脉与乙状窦。头皮感染可通过上述导血管蔓延至颅内。

4. 头皮淋巴

头皮部只有淋巴管，而无淋巴结。头皮中丰富的淋巴，分别注入耳前淋巴结、耳后淋巴结和颌下淋巴结，最后注入颈前淋巴结和颈深淋巴结。

二、颅骨和表面标志

1. 颅 骨

头部和颈部相连，二者不可分割。但可从解剖学的标志，分为头部和

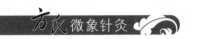

颈部。头部，又分为颅脑部和面部。颅脑部，即指头部有发部位，是头皮针施治的地方。

颅骨的结构：颅骨属扁平骨，分内外两板，皆为密质骨，其间充填以松质骨，称为板障。板障中，含有大量静脉和骨髓，有来自头皮和硬脑膜的无数小动脉供应，静脉彼此吻合成网，形成板障静脉。由于板障静脉和头皮静脉及硬脑膜静脉窦相通，因而，成为颅内外感染蔓延的途径。板障在10岁前不明显，到老年后又逐渐消失。颅底骨骼，多不分内外板，仅为一层密质骨，如眶板和筛板皆如此。颅骨厚度约为0.5cm，但因部位不同而有差异，并与性别、年龄、疾病及个体等因素有关。额部与枕部较厚，颞部较薄，最薄处为颞骨鳞部、眶板筛板及枕骨覆盖小脑半球处。骨窦及脑膜血管处，骨质也较薄。幼年及老年人的颅骨较薄于中年人。颅骨内外板并不均匀并行。颅骨外面光滑，内面有些部位因脑回的影响而形成凹陷，称为脑压迹。

颅顶骨，呈圆顶状，由8块骨组成，具有一定的弹力。前有额骨1块，位于颅的前上部，骨内含有空腔，称额窦。顶骨两块，位于颅盖，于中线的两侧，介于额骨和枕骨之间。蝶骨1块，位于颅底中部、枕骨的前方，形似蝴蝶，其中央部为蝶骨体，体内的含气空腔称蝶窦。枕骨1块，位于颅的后部。筛骨1块，基于颅底，位于蝶骨的前方、额骨的后方及左右两眶之间，骨内含有若干含气的空腔，称为筛窦。颞骨2块，位于颅的两侧，参与颅底和颅腔侧壁的构成。骨内具有听觉器及味觉器。颅骨顶背部穹窿，底腹部凹凸。临床上将颅骨分成颅顶和颅底。在枕骨外粗隆和眉间棘连线以上为颅顶，连线以下为颅底。

颅底的内面，有3个呈阶梯状的颅窝，按其位置，分别称为颅前窝、颅中窝、颅后窝。

颅前窝：容纳大脑半球的额叶，窝中央部较凹陷。中央为鸡冠，两侧为筛板，上有许多筛孔，嗅丝从此处穿入颅，构成嗅神经。颅前窝两侧，凹凸不平，是额骨向颅底的延续部分，构成眼眶的顶。

颅中窝：位置比颅前窝低，两侧部容纳大脑半球的颞叶，窝中央高起，由蝶骨体构成。体内骨质中的空腔，称蝶窦。体的上面形状似马鞍，因此称蝶鞍。鞍的中央凹陷，为垂体窝，容纳脑下垂体。鞍前有横行的视神经交叉沟，由此处的两侧通视神经孔，视神经由此入眶。蝶鞍的两侧是海绵窦，窦内有动眼神经、滑车神经、外展神经、三叉神经第1支和颈内动脉通过。此处病损，会出现眼睑下垂、瞳孔散大、全眼瘫痪、额部皮肤感觉减退或消失、角膜反射消失。

颅后窝：位置最低，其两侧容纳小脑半球。窝中央是枕骨大孔。大孔前方，平坦的斜坡承托脑桥和延髓。孔的前外缘，有舌下神经管内口，舌下神经由此通过出颅。颅后窝后壁中部，有T字形的隆起，其中点为枕内粗隆。自粗隆向两侧，各有一条枕横沟，沟向前，下接乙字形的乙状沟，为横窦和乙状窦的压迹。乙状窦外侧壁实为乳突小房的内侧壁，相隔一层薄骨板，故乳突小房的化脓性病变可波及乙状窦，导致乙状窦栓塞。乙状沟的末端接颈静脉孔，内有颈内静脉、舌咽神经、迷走神经和副神经通过。病损后，出现饮水发呛，进食固体食物时吞咽困难，声音嘶哑，胸锁乳突肌和斜方肌麻痹等症。

2. 颅骨与骨缝

颅骨与骨缝：两顶骨中间相连之缝，为矢状缝。额骨与顶骨相接之缝，为冠状缝。枕骨与顶骨连接之缝，为人字缝。顶骨与颞骨连接之缝，为顶颞缝，又称鳞状缝。顶骨与蝶骨连接之缝，为蝶顶缝。两侧额骨之间的骨缝，叫额缝，常在3岁左右消失；也可晚无定时，约8%的人持续存在。颅骨骨缝间的膜性结构，随年龄的增长而逐渐消失。邻近的骨骼逐渐融合，约在40岁以后，骨缝开始消失。系由骨缝的内面开始，先见于矢状缝，次见于冠状缝和人字缝，鳞状缝最后消失（图1-3）。

小儿颅盖骨之间的间隙较大，骨缝尚未闭合，各骨间的间隙由结缔组织膜所填充，称之为囟。最大的囟门，在矢状缝前端，称为冠矢点，呈菱形为额囟（前囟）。婴儿出生后，1~2岁闭合。矢状缝后端的人字缝尖，呈三角形为枕囟（后囟），小儿在6个月左右闭合。因此，小儿在此处针刺时，应特别注意。

3. 颅骨的表面标志

颅骨表面有许多标志，择其与头皮针关系密切、在临床上有实用价值的几处予以介绍。

顶骨隆凸：在顶骨中间最凸出之处。此处为大脑外侧裂后端，外伤时，易伤及外侧裂（图1-3）。

额骨隆突：额骨前面两侧对称凸出之处，深面正对额中回（图1-3）。

眉间棘：额骨前两眉之间的粗隆（图1-3）。

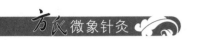

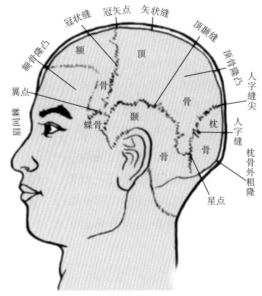

图 1-3　颅骨侧面解剖图

翼点：为顶骨、额骨、蝶骨和颞骨汇合处。此处有硬脑膜中动脉前支经过及大脑外侧裂的底部(图 1-3)。

冠矢点：也叫额顶点，在额骨与顶骨交界处，即冠状缝与矢状缝交汇点(图 1-3)。

人字缝尖：即顶枕点、矢状缝与人字缝交汇点(图 1-3)。

枕骨外粗隆：后面枕骨中间之突起处。此处的下方硬脑膜形成窦汇，为硬脑膜静脉窦的汇集处。

星点：为顶骨、颞骨和枕骨的汇合处(图 1-3)。

表面标志的定位，在头皮外表，对颅脑位置的确定，须靠以下两条基准线：

眉顶枕线：由眉间棘经头顶矢状缝至枕骨外粗隆尖，为眉顶枕线，即大脑两半球之分界，为大脑镰的投影部位。在微象针灸的取穴原则中，成人此线分为 34 等份。

眉耳枕线：由眉间棘经颞侧耳部至枕骨外粗隆的连线，称为眉耳枕线。大脑位于此线以上，小脑位于此线后 1/3 的下面，即小脑幕的水平线。

三、脑和大脑皮质

大脑是人思维和意识的源泉，它由 200 亿脑细胞组成，每一个脑细胞又和 1 万多个体细胞相联结。虽说直径只有几微米，但小小的神经细胞的脉冲传导速度却可快达每秒 100 米。所以，头皮针作用明显迅速。

1. 脑膜和脑膜隔

大脑容于颅腔内，与颅骨之间隔以 3 层重叠的被膜，由外到内依次为硬脑膜、蛛网膜和软脑膜。3 层脑膜在枕骨大孔处与脊髓的 3 层膜相移行，具有影响脑和保护脑的功能。

硬脑膜，是由两层厚而坚韧、弹性较小、乳白色致密的结缔组织构成。紧贴颅内骨面，表面可看到血管和神经。硬脑膜，在颅内的某些空间分为两层，形成三角形的静脉窦，又可互相融合构成脑的间隔即脑膜隔。其主要的间隔有大脑镰、小脑镰和鞍隔，将颅腔分为左大脑腔、右大脑腔和小脑腔。蛛网膜，位于硬脑膜和软脑膜之间。硬脑膜与软脑膜之间的空隙称硬脑膜下腔。内有丝缕交错的蛛网膜小梁，使脑组织相对固定。蛛网膜薄而透明，脑和脊髓上无血管包绕。蛛网膜与软脑膜之间的空隙，称为蛛网膜下腔。在蛛网膜下腔内，充满着脑髓液。脑髓液对脑起着褥垫似的保护与营养作用。软脑膜薄而透明，紧贴附于脑的表面，并随脑表面之沟裂形成皱襞，富有血管，供应脑实质。软脑膜对于保持脑的形状和位置起着重要的作用。

2. 大　脑

人的大脑高度发达，覆盖着间脑、中脑和小脑。大脑被矢状位的半球间裂分成左、右大脑半球。两半球在前部和后部完全分开，中间部则由胼胝体连接在一起。使左右两半球，各个同名之部位（如两侧颞叶、两侧顶叶等）一一对称地连接起来。在大脑半球的断面上，浅层的称为大脑皮质，由神经元胞体高度集中的灰质层构成。中层的是白质，主要由上下行纤维和联络皮质各部的联合纤维组成。内囊即为上下行纤维最集中的区域，称大脑髓质。在白质的深部有一组集中的灰质核团，称基底神经节。大脑的内部结构主要包括这些胼胝体、脑室、基底神经节和内囊。另外，还有一对空腔称侧脑室。

大脑半球的外部形态，可以概括为"3 个面、4 个极、5 个叶"。

（1）3 个面

背外侧面：是半球的凸面。此面与颅顶内面相平行。

内侧面：位于半球间裂之内，两半球相对的一面。

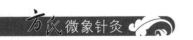

底面：此面略微凹陷，与颅底内面相适应。其前部，位于前颅凹和中颅凹；后部，居于小脑幕之上。

(2)4 个极

额极：在两半球之间，在额叶最前端的正中处，为单极。

颞极：在半球外侧面的中间部分，颞叶的最前端，为双极。

岛极：岛叶的前端，隐藏在颞叶深方，相当于岛屿。

枕极：在枕叶的最后端正中处，为单极。

(3)5 个叶

额叶：位于中央沟之前和大脑外侧裂之上。

枕叶：半球内侧面上。此叶位于顶枕裂的后方，在半球背外侧面上，位于自顶枕裂上端至枕前切迹，人为地划定的一条虚线的后方。

顶叶：前方，以中央沟为界；后方，与枕叶相邻；下方，以大脑外侧裂为界。

颞叶：上方，以大脑外侧裂为界；后方，与枕叶相邻。

岛叶：隐藏在外侧裂的深方，覆盖在岛叶表面的额叶、顶叶和颞叶部分，合称岛盖(图1-4)。

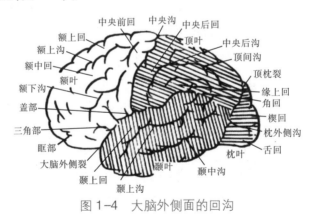

图 1-4 大脑外侧面的回沟

此外，从功能和发生学的角度，将大脑又分出一个边缘叶，由大脑半球底面和内侧面与间脑连接处的各部结构组成。包括海马、齿状回(此二结构，合称海马结构)、海马回钩、海马回、扣带回(此三结构，合称为穹窿回)。另外，还包括脑岛和额叶眶面结构。

3. 大脑皮质

大脑皮质，称为终脑，也叫端脑。它的表面布满深浅不同的沟、裂，沟裂之间的隆起，叫脑回。皮质的这种形态，增加了皮质的表面积。一般成人皮质的表面积约为 $0.22m^2$。其中大部分贴附在沟壁和沟底(约占 2/3)，小部分露于外表(约占 1/3)。皮质的平均厚度是 2.5mm，但各部差异很大。中央前回运动区最厚，约为 4.5mm；在枕叶距状裂底部最薄，约为 1.5mm。皮质内神经元的数量为 140 亿左右。

大脑皮质含有三种神经成分：

·神经系统其他部分发来的传入纤维末梢(如丘脑皮质纤维)。

·联络神经元，其轴突或者是联络同侧半球的远近各部(如联络额叶和颞叶的弓状纤维)，或是组成联合纤维而至对侧大脑半球的皮质(如胼胝体)。

·传出神经元，它们的轴突把经皮质整合过的神经冲动传至神经系统的其他部分，经过放射冠，组成皮质脊髓束、皮质桥延束、皮质丘脑束，以及其他下行纤维束。皮质神经元虽然数量极为庞大，但传出的投射纤维却比较少。这说明皮质神经元的绝大多数是联络神经元，而仅有少数是传出神经元。

皮质细胞主要有 3 种类型，即锥体细胞、颗粒细胞和梭状细胞。正是这些细胞的轴突组成了各种下行传导束和皮质大的联络纤维。由于大脑皮质各部分的细胞形态、大小、密度及分层情况不同，而造成的细胞构筑也并不一致。所以，人们据此将皮质划分为许多不同的区域。布罗德曼(Brodmamn)在 1909 年提出了将大脑皮质分成 47 个区域；福斯特(Foerster)在 1936 年根据皮质各区的生理特性，提出了更为详细的皮质分区法。近年来，根据丘脑—皮质的投射关系，又提出了皮质划分区域的新方法。

4. 大脑皮质各叶及功能

大脑皮质的表面，通过几条较大较深的中央沟、顶枕裂和外侧裂与其他许多脑沟，把大脑分成 5 个叶和许多脑回。其中的中央沟，位于半球外侧面的中部，由上面向前下方倾斜。顶枕裂位于半球后部，从后上方向前下方斜下。外侧裂最深，由半球的基底面始，横着向后上方渐渐绕升。

(1)额　叶

额叶约占整个大脑皮质的 1/3，位于大脑的前部，容于颅前窝中，其范围是由额极到中央沟，并以外侧裂的本干和后支为下界。外侧面上被中

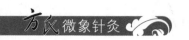

央沟、中央前沟(此沟有时分为上下两段)、额上沟、额下沟分为中央前回、额上回、额中回、额下回和基底面的多个眶回。中央前回与中央沟平行,前方以中央前沟为界。中央前回经顶部向内侧面移行为旁中央小叶。中央前回是皮质脊髓束和皮质桥延束的发源地。额上回常被一条较浅的沟分为上下两部分。作为额叶岛盖的额下回,又被外侧裂的前水平支和前升支分为眶部、三角部和盖部。左半球(优势半球)上的三角部和盖部,合称为布洛卡区,是皮质的运动性言语中枢。额叶除主管对侧半身运动外,还管理人的精神、智能、情感和对运动言语中枢。

(2)顶　叶

顶叶位于额叶后、枕叶前、颞叶之上。在半球的外侧面上,较小的顶叶界限不太清楚,难以划定。前界,较为明显,为中央沟;后部逐渐移行为枕叶;向下移为颞叶;顶叶的枕界是人为的,自顶枕裂的上端,画一直线,下至枕前切迹。枕前切迹是一浅凹,位于半球的下面,在枕极的前方约4cm处。顶叶和颞叶的分界,也是一条假想线,即把外侧裂的后部连到上述的顶枕线。顶叶,有两条主沟,即中央后沟和顶间沟。此两沟,彼此相垂直。中央后沟与中央沟平行,其间是中央后回。顶间沟通常与中央后沟下段直接连续,向后弯曲到枕叶;到顶枕裂背侧缘的下方时,常终为枕横沟。顶间沟,把顶叶除中央后回以外的部分,划为沟以上的顶上小叶和沟以下的顶下小叶。顶上小叶包括两个回:缘上回,环绕大脑外侧裂的末端;角回,围绕颞上沟的末端。在顶下小叶的最尾侧部,有颞中沟的末端伸入,此部为境界不明显的顶后回。此外,额顶两叶的中央前回和中央后回,向大脑内侧面延续,构成旁中央小叶。该叶在扣带回之上,边缘支与旁中央沟之间。

中央后回:为皮质的感觉中枢。

顶上小叶:为实体感觉分析区。

角回:优势半球的阅读中枢。

缘上回:为运用中枢。

旁中央小叶:前半为运动区,后半为感觉区,是中央前回与中央后回的延续。

(3)颞　叶

位于颅中窝及小脑幕上,大脑外侧裂的下方。颞叶扩大,前端称颞极。背外侧面，借颞上沟、颞中沟和颞下沟将颞叶分为 3 个脑回，即颞上回、颞中回、颞下回。颞上沟清楚，起始于颞极，与外侧裂平行；上升的末端，终于角回。颞中沟不规则，且分段落；后部，连接顶后回。颞下沟，在脑底面才可看见。颞上回，形成岛盖的颞部，此回背部较宽，朝向外侧面呈三角形；尾部有数个短而斜行的脑回，叫作颞横回，是颞叶卷入外侧裂的部分。在颞叶内侧面和底面，有与颞下沟相平行的侧副裂。侧副裂和颞下沟间为梭状回，其和海马裂之间为海马回。

颞叶的 3 个沟：颞上沟与外侧裂平行，为横过颞叶上部之沟。颞中沟与颞上沟平行。颞下沟，位于颞叶的下部，前抵颞极，后抵枕极，梭状回在其内侧面，颞下回在其外侧面。

颞叶的 3 个脑回：颞上回，位于外侧裂与颞上沟之间，为颞叶外侧面的一部分。在颞上回后部，优势半球侧，为听觉言语中枢所在地。颞中回，位于颞上沟与颞下沟之间。颞下回，在颞中沟之下，其后方与枕下回相毗连。颞横回，主要接受来自内侧膝状体底部的听放射冲动，为听觉中枢。海马裂，在颞叶下部内侧面，由胼胝体压部至海马回钩。海马回钩，位于小脑幕之上，靠近小脑幕切迹缘，为嗅、味觉中枢。颞极，处于颅中窝的前部，侧脑室颞角的前方。

(4) 枕 叶

枕叶是大脑后部的主要组成部分，位于小脑幕之上，在大脑半球的后端。内侧面上有顶枕裂，是顶、枕叶的分界线。在胼胝体压部后下方，可见到由前水平走向后面枕极去的距状裂。距状裂与顶枕裂之间为楔叶，与侧副裂后部之间为舌回。枕叶狭小，钝圆的尖端成为枕极。枕叶，在半球外侧面，仅占一小部分。

大脑的后部，为外侧裂的后部区域，侧脑室三角部附近、颞叶后部、顶叶后部与枕叶。从解剖学上看，这 3 个脑叶是互相移行的，境界不明显，如顶上叶的缘上回、角回、顶后回间，无明确的界限；而颞上回、颞中回向枕叶移行区，也同样没有清楚的界限。从功能上看，枕叶的视觉中枢与颞上回的言语感觉中枢，又有密切关系。故上述各部，从解剖学、生理学与临床上，都是密切不可分割的。

(5) 岛 叶

岛叶，也称脑岛。纹状体外侧的皮质发展迟缓，邻接的皮质迅速发

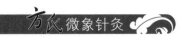

展，包于其外面，使其隐居于大脑外侧裂的深部。被四周的额叶、顶叶和颞叶所遮盖，其表面有数条小沟，分界出 5 ~ 9 个岛回，主要与胃平滑肌有关。

大脑皮质是无数个不同功能的综合神经中枢的脑终末的综合体。它在髓细胞结构及功能方面，分为无数个结构区。这些结构区的定位，并没有明显的界限。每一个功能皮质区域内，呈现为一个中枢的核心部分及其外周部分。

中枢的核心，是由具有特种功能的细胞密集组成。它保持着严格分析器的形态特性。外周部分则是由不同的细胞结构组成，从而具有较低级的分析与综合功能。具有不同功能的中枢各区之间的神经细胞，具有联络各区之间的协调和整合作用。人类的一切运动和意识活动，都要依靠皮质各区及各区之间的协同工作，而并非一种脑功能的独立活动（图1-5）。

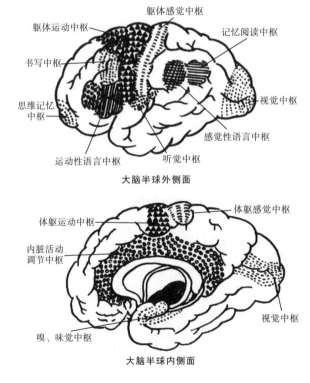

图 1-5　大脑皮质功能定位

5. 小 脑

小脑对于骨骼肌具有协同作用。位于后颅窝的延髓上方，被小脑幕所覆盖。由蚓部和两侧小脑半球构成。脑半球以水平沟为界，分上下两面。上面的前部有深沟，称原裂；下面中央部有宽阔的凹陷部，称小脑谷，容纳延髓。蚓部分为上蚓和下蚓。蚓部与半球之间有沟为界。此沟，在上蚓部不明显，下蚓部最为显著。小脑表面，有许多平行的浅沟，称小脑沟。沟与沟之间的部分，称小脑回。小脑表面的灰质，称小脑皮质。内部的白质，称髓质。髓质间藏有灰质核团，称为中央核。小脑进出联系，主要借上、中、下 3 对小脑脚，分别与大脑皮质、间脑、脑干、脊髓以及网状结构形成广泛的联系。

根据"小脑种族发生及个体发生"的观点，将小脑分为 3 叶：

绒球小结叶（古小脑）：体积较小，是脑干前庭系统的扩展部分，与维持人体的平衡有关。

前叶（旧小脑）：在小脑上面的前区，后界是很深的原裂，接受从脊髓上行传导深感觉纤维。有调节肌张力的功能。

后叶（新小脑）：在原裂的后方，占小脑的大部分。有调节身体随意运动的功能，如对上下肢肌肉、运动的协调等。

第三节 穴区的定位、功能与主治

头皮针穴位，主要是有两类：一类是刺激区，在这些刺激区上有人体全身的投影，治疗时要在这些刺激区上寻找治疗点位；另一类则是固定穴位，主要由 21 个皮质功能区在头皮表面的投影点组成。具体名称与功能如下：

一、伏象和伏脏

伏象和伏脏，是头皮针的主要组成内容，也是头皮针的核心部分。它具有重要的实践和理论意义，是人们认识的"诸经皆通于脑"的总经络、总中枢。

1. 伏象（总运动中枢、阳中枢）

穴区的命名：伏象穴区的刺激部位，在颅外软组织内。作用点，主要

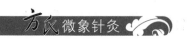

分布在额骨、顶骨和枕骨之上。并且大部分沿着额骨、顶骨和枕骨的交界部位，对称地分布于颅骨骨缝的周围。在这个穴区内，规律地分布着与全身各个部位相应的刺激点。这许许多多的刺激点排列，构成了一个人体的缩形，伏于冠状缝、矢状缝和人字缝的位置上。按照祖国传统医学理论，"上为阳，下为阴""头为诸阳之首"，因刺激穴区在头顶上形如趴在头顶上面的人体缩形，所以，取一"伏"字，命名为"伏象"。

伏象穴区，是在实践中发现、在传统针灸的基础上发展起来的。故其定位，也符合"天人合一"的观点。面南而定其位："戴九履一，左三右七，二四为肩，八六为足，而五居中。"（子午流注针法）东方是三，在头部的左侧，为伏象左侧胁部。三为单数，为阳，向左转；三三得九，南方是九，在头部的正前方，代表伏象的头部。三九二十七，西方为七数，在头部的右侧，代表伏象的右侧胸胁部。三七二十一，北方为一，头部的后面，代表伏象的骶臀部。这些数字，是由三相乘而发展开来的。奇数为阳，天为阳，左转。所以，阳数从三到九，从九到七，从七到一，象征天左转，日东出而西落，以四方定位的伏象，无论体位怎样变换，就同天地循环一样。两极既定，位置也固定了。四肢的部位为偶数，偶为阴数，地为阴，右转，从西南角二数起，为头部的右前方，代表伏象的右上肢；二二得四，右转东南角为四，为头部的左前方，代表伏象的左上肢；二四得八，为头部的左后方，代表伏象的左下肢；二八一十六，为头部的右后方，代表伏象的右下肢。而五居中为伏象的躯干中州。《灵枢》九针篇，有"身形应九野"一节指出，左足应立春（艮宫东北方）；左胁应春分（震宫正东方）；左手应立夏（巽宫东南方）；膺、喉、首应夏至（离宫正南方）；右手应立秋（坤宫西南方）；右胁应秋分（兑宫正西方）；右足应立冬（乾宫西北方）；腰、尻、下窍，应冬至（坎宫正北方）；六府、膈下藏应中州（即中宫）。前人以身形应四方的九宫八卦法，用于伏象的定位，具有重要的现实意义。运用前人"人与天地相参也，与日月相应也"的观点，深入研究、探讨伏象与祖国传统医学的关系，对于祖国传统医学现代化也有一定的意义，对发展探讨生物全息律在微型针灸体系中的应用也有着重要意义。

伏象穴区的定位：在伏象穴区，颅部的冠状缝部位，相当于人体的左、右上肢部；矢状缝，相当于人体的躯干部；人字缝，相当于左、右下肢部；冠矢点，相当于伏象的颈椎与胸椎交界处；冠矢点之前方，为伏象的头、颈部；人字缝尖，相当于它的尾骶骨。冠矢点到人字缝尖分为 14 个等份（一个等份简称一个格），人字缝尖到枕骨粗隆为 6 个等份，冠矢点到发际线为 7 个等份，发际线到眉心为 6 个等份。下面按伏象穴区之各部，分别予以定位：

·头、颈部：头部上下长为 2 等份，左右宽为 2 等份；颈部上下长为 2 等份，左右宽为 1 等份。因头部下面和颈部上面，约有 1 等份的相互重叠，所以，头颈部在冠矢点前，约总占 3 等份。

·上肢部：左右上肢，分别在颅部左侧冠状缝和右侧冠状缝部位上。要定准上肢部的位置，首先将一侧上肢分为肩、肘、腕 3 点；再从冠矢点开始，沿冠状缝向下至蝶顶缝（翼点），其长分为 11 个等份。由冠矢点至伏象上肢的肩点，长为 2 等份；肩点至肘点，长为 3.5 等份；肘点至腕点，长为 3.5 等份；腕点至手指尖，长为 2 等份。此为一侧定位，另一侧与此相同。

·躯干部：在头顶的最上面，左右侧的正中间，前后部的正中线上。前从冠矢点为伏象的颈、胸椎交界处开始，到下臀部的尾骨处的人字缝尖止，总长分为 14 个等份。把躯干部划分为 3 段：即背部、腰部和臀部。背部，由冠矢点起分上、中、下 3 部分，各部分各占 2 个等份，总长为 6 个等份；腰部，分上、下两部分，各部分占 2 个等份，总长 4 个等份。臀部，分上、下两部分，各部分占 2 个等份，总长为 4 个等份。各部分左右宽度分别是：肩部为 4 个等份，背部为 3 个等份，腰部为 2 个等份，臀部为 3 个等份。

·下肢部：从人字缝尖，沿左右侧人字缝向下至星点，分别为左、右下肢，各分为 9 个等份。将各下肢部，定为髋、膝、踝 3 点，由人字缝尖向下至髋点，长为 1.5 个等份；髋点至膝点，长为 3 个等份；膝点至踝点，长为 3 个等份；踝点至足趾尖，长为 1.5 个等份（图 1-6，图 1-7）。

伏象穴区的作用与功能：伏象为"总中枢"的一个重要核心部分，亦称为"总运动中枢"或"总经络中枢"。它是神经功能、经络脏象的集中反应区，支配着全身的运动神经，统辖着周身的经络系统。如果人体某部发生异常变化，在伏象穴区的相应位置就会出现一定的异常现象。反之，伏象穴区某部发生异常变化，它所支配的人体相应部位亦有变化反应。所以，针刺伏象穴区，可以用来治疗全身各个相应部位的疾病，尤其是对神经系统、血管系统、运动系统方面的疾病效果尤为显著。

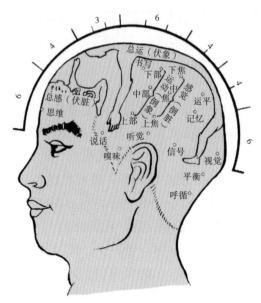

图1-6 头部侧面部位示意图

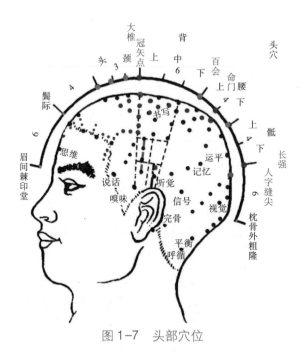

图1-7 头部穴位

伏象是经络系统中功能联系的"阳中枢"。它总督一身之阳经，亦称阳经之府，又是经络系统的总枢纽。所以，它能统管和调节全身经气活动，保证气血运行，使全身各个器官功能活动得到维持并正常工作。因为伏象为阳中枢，有支配随意运动的功能。由于与六腑的连属关系密切，所以，外感六淫等因素导致的阳经络的病变在伏象上均有反应。因而，通过刺激阳中枢伏象，均可起到调和阴阳、疏通气血之作用。

伏象以主治阳经疾病的运动系统、血管系统、神经系统的疾病为主。但穴区的共同性与特异性是相对的，不是绝对的。只是每一穴区，在它们共同作用的基础上，而具有各自的特异性。因为人体经脉的循行是错综复杂的，每条经脉都有多种联系通路。每条经脉同脏腑，既有一属一络的表里关系，又有通连其他脏腑的联系。生理学家也早就证实：每个神经中枢在其外周组织及其中间结构的联系与整合之下，人类的每一个活动都是多个形态活动的结果，而绝非每一种功能都机械地位于一定的中枢位置，每一种功能障碍也并非分布于一个孤立的区域位置。所以，在临证选穴时，伏象的适应证只是一般的综合概括。

针刺伏象穴区，临床常用于治疗脑血管意外后偏瘫、脑炎后遗症、小儿麻痹症、风湿性关节炎、截瘫、多发性神经炎、神经性头痛、偏头痛、多梦、三叉神经痛、肋间神经痛、坐骨神经痛、脑震荡、神经衰弱、癔症、癫痫、高血压、低血压、冠心病、心律失常、脉管炎、肢红症、淋巴管炎、腰扭伤、腰肌劳损、手术后遗症、椎间盘突出症、颈椎病、脱肛、痔疾、大小便失禁、乳腺炎、落枕、感冒、发热、鼻炎、额窦炎等。

2. 伏脏（总感觉中枢、阴中枢）

穴区部位的命名：伏脏穴区的刺激部位，在前额上部的颅外软组织内。作用点，主要分布在额正中线，沿发际至左右额角的部位。在此穴区内，规律地分布着与全身各个部位相应的特异刺激点。许许多多刺激点的集中排列，分别构成了额前左右两侧与人体相应的半侧人体内脏、皮肤缩影图。人体缩影图的头向额正中线，足向额角，横伏于沿发际之部位。根据此穴区的部位与主治，为其取名为"伏脏"。并认为它是统辖阴经的"阴中枢"。阴中枢，具有调节和控制内脏疾病和皮肤感觉的功能，亦称为总感觉中枢。此穴区附属于伏象，合称为"总运感中枢（或总经络、总中枢）"。

穴区的定位：从前额正中线向两侧至左右额角，各分上、中、下3部分，也称上、中、下三焦。其总长约为6.5个等份（格）长度：上焦3个等份，中焦1.5个等份，下焦2个等份。三焦区域的划分，只是大概界限，因为脏腑在躯体内互相连贯，不能截然分开。

· 上焦：是指横膈以上的胸部内脏，还包括上肢及横膈以上的皮肤感

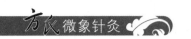

觉和大脑的思维。思维，位于左右两额骨隆凸之间。发际下0.5个等份，中线旁开3个等份属于上焦，发际上1个等份为头部，颈部重叠于其内。从额正中线旁开2等份，前额发际上2等份作为一个点；再从额正中线旁开1等份，前额发际上3.5等份处作为一个点，两点连线即伏脏上肢。又分为上臂、下臂、手部，约各占0.5等份。上焦后1等份，发际下0.5等份，发际上2等份为胸部。

·中焦：是指脐(脐周水平)以上，横膈以下腹部内脏及皮肤感觉。中焦占伏脏1.5个等份，发际下0.5等份，发际上1等份。

·下焦：是指脐以下的腹部内脏，还包括泌尿、生殖系统及脐以下的皮肤感觉。在下焦前1.5等份，发际下0.5等份，发际上1.5等份为小腹、臀、髋、大腿部。下焦后0.5等份，发际下1等份，发际上2等份为膝至踝部。发际下1等份，再向下0.5等份为足部(图1-6~图1-8)。

穴区的功能与主治：伏脏也是"总中枢"的重要组成部分，称为"总感觉中枢"或"总经络"。它是自主神经、阴经诸脉的集中反应区，所以又称"阴中枢"。它支配着周身的自主神经、内脏系统和皮肤感觉的功能，所以能对呼吸、心率、血压、胃肠、生殖、泌尿、体温调节、皮肤血管扩张等起到重要的控制和调节作用，并与人的精神、智能、情绪、记忆、思维等活动有着密切的联系和调节功能。伏脏穴区的病变，并不产生瘫痪或运动障碍，并可能会出现运动增多、活动过度的现象，或出现运动的拙笨与错误。伏脏穴区的思维，是精神活动的集中区域，发生病变或异常时，可产生智力低下、欣快、幼稚、精神萎靡，或记忆力减退、性格改变(如生活懒散)、不讲究卫生等表现。

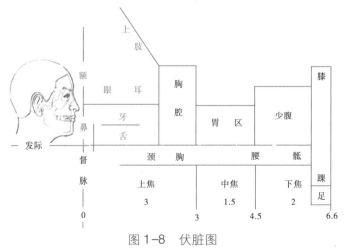

图1-8　伏脏图

根据经络学说的理论，在任脉和督脉形成的环路中，人一身之经气，顺此升华达面，入额交巅，都汇集于脑髓之海，也应出达于额际之表。向内联属五脏脑髓，促进脏器功能活动，通调三焦水道，使精液输布，保持周身运动的动态平衡，从而进行正常的生命活动。受七情六淫导致五脏发病时，病邪之气就会沿其所属和交衔的经络通道升而达首，在伏脏穴区的相应部位反映出来。如肺与大肠相表里，循达面部入鼻，接胃入首；循经发病，其形气会沿着经络通道上额，通过经脉之间的交汇连接，纵横网络，表达反应于伏脏穴区的相应部位上。相反，当额首遭受风寒之后，邪气就会向下，沿经络通道侵入肺中而出现咳嗽、气短等一系列症状。刺激伏脏穴区，可以影响自主神经，改善人体功能状态，使之趋于正常。

二、倒象和倒脏

"倒象""倒脏"穴区，即"运动中枢"与"感觉中枢"，是头皮针的重要组成部分。它是现代医学大脑解剖功能定位，额叶的中央前回与顶叶的中央后回在头皮的投影区。因其功能位置的上下颠倒，似一倒立的小儿形象，故称之为"倒象""倒脏"。此穴区，是西医神经解剖的功能区域。但祖国医学中也早有论述，认为"脑为髓之海"，"诸经皆通于脑"，并总结了缪刺、巨刺等法。现代医学明确指出了神经具有左右交叉纤维，功能上肢影响下肢、一侧抑制它侧的理论根据。把西医理论与祖国医学结合起来，从而在针刺理论方面形成了一种新型的理论体系。

倒象、倒脏穴区的所有刺激点，基本上是按照人身体位的上下倒置，从头顶部向下，依次为倒象或倒脏的下肢、躯干、上肢、手、颈部和头部的顺序排列。因其形象如一个倒立的人体缩形，故命名为"倒象"和"倒脏"。

1. 倒象、倒脏穴区的功能

倒象：倒象位于中央前回，为人体随意运动的高级皮质中枢在头皮的投影区。皮质脊髓束与皮质桥延束的神经冲动，主要起源于此区。此区发出的神经冲动，支配对侧半身骨骼肌的运动。同时，它又接受骨骼肌、关节运动时的感觉。因此，中央前回虽然称为运动区，实际上也包括感觉区的内容，因为当从事随意运动时，一方面要通过锥体束来控制骨骼肌，特别是活动小关节的骨骼肌的运动，同时又不断接受来自肌腱、关节的感觉冲动。根据这些冲动，进行不断的分析与综合，从而更完善地完成随意运动。其定位，从外侧裂开始向上，为舌、喉、咽、眼、手、肘及上臂、躯

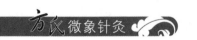

干、大腿与小腿。肢体，是单侧的对侧管理，而面、舌、喉、眼及吞咽，是双侧管理。运动传导束——锥体束，即从中央前回，始下行，经内囊至延髓锥体交叉处进行交叉。交叉后的纤维占3/4，不交叉的纤维占1/4。交叉后的纤维，止于同侧前角运动细胞。小部分不交叉的纤维，止于对侧的前角运动细胞。皮质脊髓束和前角细胞，共同组成发动随意运动的上神经元。

倒脏：位于中央后回的皮质感觉中枢在头皮的投影区。中央后回接受来自身体对侧浅层感觉与深层感觉的冲动，借丘脑皮质束投影于中央后回，也与中央前回一样，似一倒立的人体形象。其上部（包括旁中央小叶的后半）司下肢的感觉，中部司上肢与躯干的感觉，下部司头面部的感觉。体壁的感觉，包括躯体感觉和内脏感觉。躯体感觉，分为浅层感觉与深层感觉。在内侧面上延达旁中央小叶。感觉并不局限在中央后回，它向后延伸入顶上小叶和顶下小叶，向前扩至中央前回。深感觉也称本体感觉，包括位置觉、运动觉和振动觉，是指感受肌肉、肌腱、关节和韧带等深部结构的感觉。内脏感觉，包括内脏和心血管、平滑肌和腺体等；躯体的浅感觉，包括四肢躯干皮肤的痛、温、冷、触、痒、麻等感觉。倒脏穴区，还有三种功能：

·有识别空间的功能。

·对不同强度的刺激，有辨别的功能。

·理解接触于身体表面东西的同异功能。

因此，倒脏穴区病损后，就不能估量被动的运动，不能作两点的辨别，更不能区分刺激的强度。这三种功能，在感觉区中各占有一定的区域。中央后回的最前部，主要为识别空间的功能区；中央后回中部，主要为辨别物体的同异；缘上回和顶上小叶，主要为区分刺激强度的部位。当这些区域受了严重的病损，会产生实体感觉丧失，但在明亮的环境中，在视觉的指导（代偿）下，也能较正常地完成许多运动，不表现出共济失调。然而，在黑暗中或闭目时由于失去了视觉的代偿，在站立时，将会出现身体左右摇摆、平衡失调，这是由于运动中枢失去了必要的深感觉信息的输入，在下达调节运动的冲动方面，也丧失了一种重要的依据，会加重肌肉间活动的不协调。在这种情况下，由于脊髓小脑束是正常的，运动中枢仍可以通过小脑的上行投射系获得一部分有关运动状况的间接信息。这也是在视觉代偿条件下，能较正常地执行运动的另一原因。

2. 倒象与倒脏的定位与主治

寻找中央沟：要确定出倒象和倒脏区域的位置，首先，就要找出中央沟在头皮表面的投影位置（图1-9）。要确定它的位置，将眉间棘—顶骨—枕骨粗隆的连线（又称眉顶枕线）分为33个等份，从眉顶枕线的中点，向后1.25等份向外1个等份处定为A点；再从眉耳枕线的中点，向前1.25等份处，向上划4个等份的垂直线，此线的上端，定为B点。

连接A、B两点之间的直线，就相当于中央沟在头皮表面的投影位置（图1-9）。在中央沟直线前面和后面，分别划一条距中央沟直线1.5个等份，并与中央沟直线相平行的直线，这两条前后平行线与中央沟之间的区域，即中央前回和中央后回的横向宽度。关于中央前回和中央后回的纵向长度，临床上，一般是从眉顶枕线向左右两侧旁开1个等份才开始计算的，其平均为9个等份。

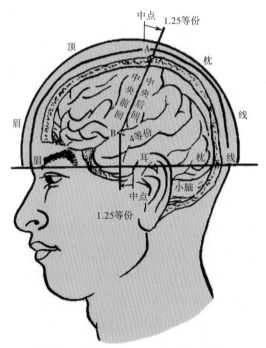

图1-9　颅脑的位置及中央沟的位置

中央沟在头皮上的投影区，左右对称各一条斜线。取穴要点：大椎和百会连线的前3/4和后1/4的交界点，与冠状缝旁开6线的点连线（图1-10）。

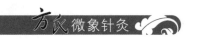

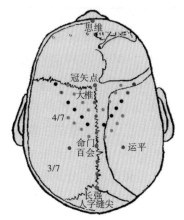

图1-10　中央沟(黑色点的连线)

中央前回，在头皮表面之投影区，就是倒象穴区的位置，即"运动中枢"。中央后回，在头皮表面之投影区，就是倒脏穴区的位置，即"感觉中枢"。

(1) 倒　象

为了便于取穴，把倒象的上下区域，分为上、中、下3部。在中央前回下面的4等份为上部；中央前回上面的2等份为下部；中间的3等份为中部。

上部：从中央前回最下方的岛盖部、咽部开始向上，依次为舌、下颌、睑、眼、额、颈等头颈部位和器官。

中部：再向上，是手指的运动区，拇指最低，食、中、次、小指最高；更上，是手、腕、肘和肩部。

下部：为躯干、髋、膝、踝、趾。旁中央小叶部，包含有肛门和膀胱括约肌。因为旁中央小叶被卷入大脑皮质的内侧面，所以，足、趾、膀胱和直肠在头皮上的对应点有很多是重叠的。为什么人类的上肢运动功能位于额叶的外侧面，且占有较大的范围，而下肢却投射于旁中央小叶的内侧面呢？可能是人类上肢解除了行走的负担，变成了复杂的运动器官。也由于语言和其他信号性表达动作的建立，这些新的功能引起口、舌、唇和上肢的运动区范围扩展，小腿区因而被挤向上，最终被推到内侧面。

(2) 倒　脏

亦分为上、中、下三部分，即上焦、中焦、下焦。在中央后回下面的4等份是上焦；在中央后回上面的2等份是下焦；中间3个等份为中焦。

上焦：主要包括腹内消化道及头面感觉，从下向上的排列依次为消化道、咽、舌、齿、颌、下唇、上唇、面、眼的深感觉和皮肤的浅感觉。

中焦：主要包括额，拇、食、中、次、小指、腕、臂、肩等部位的深浅感觉。

下焦：主要包括头、颈、躯干、胸腔、生殖、泌尿、腿足等部位的深浅感觉(包括旁中央小叶的后部)(图1-11)。

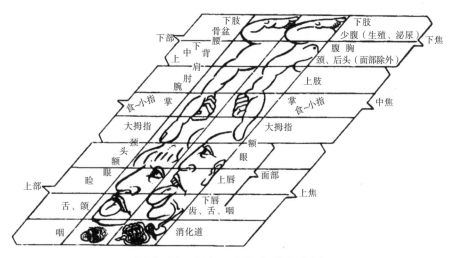

图1-11 倒象、倒脏穴区示意图

倒象和倒脏穴区的三部、三焦的划分，只是为了便于应用，从而对穴区作用部位的大概区分。因为穴区内部各部分之间，都是相互连续的，没有绝对界限。所以，不能拘泥于上面所介绍的固定分界。临床上，可根据疾病的症候，大致判断病变的不同区域，如上肢单瘫、下肢单瘫、皮质性偏瘫、颜面与上肢瘫、中枢性面瘫、截瘫及上肢瘫、痉挛性瘫痪，可提示病变区域在倒象的前侧，而邻近倒脏的部位多呈弛缓性。

倒象的主治，在治疗上与伏象基本相同。一般主要治疗对侧躯体的运动功能障碍，如单瘫、偏瘫、上肢瘫、运动性失语、落枕、韧带扭伤、肩周炎、桡神经麻痹、腓总神经麻痹、小儿麻痹症、脑震荡、脑炎后遗症、面神经麻痹、癫痫等。

倒脏主要用于治疗对侧半身感觉障碍、内脏感觉和皮肤感觉，深感觉和浅感觉。如触觉识别障碍、痛觉、温度觉、振动觉障碍等，冠心病、心律失常、心悸、流涎、癔症性偏麻、偏头痛、后头痛、皮层性浮肿、湿疹、荨麻疹、胃痉挛、糖尿病、痢疾、痛经、自汗、皮肤温觉失调、神经

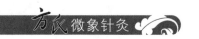

性耳聋、多发性神经炎、坐骨神经痛等。

注 生理解剖学认为：大脑皮质运动中枢、感觉中枢和外周神经之间的联系，在部位上是交叉的。就是说，一侧大脑皮质中枢管理着对侧半身的功能。因此，按照倒象、倒脏穴区与皮质中枢区域的投影关系，也应是以交叉取穴治疗为主。但是，我们在临床上发现，不交叉取穴的治疗效果往往优于交叉取穴的治疗效果。为了验证这个问题，我们曾专门做了500例治疗分析，观察结果证明：在针刺当时有不同程度疗效的病例中，对侧取穴仅占20%，而同侧取穴则占80%。

三、倒伏象与倒伏脏

1. 倒伏象（米式取穴法）

倒伏象取穴法又称米式取穴法，是根据传统体针中交经缪刺的原理，以斜向交叉取穴的方式，在伏象中寻找治疗点，所取得的一种新的人"象"投影。

根据人类的生理特性和胚胎发育的遗传规律，我们发现：人类的左右肢体对称相应，上下肢体的重叠对应，左上右下、左下右上肢体的交叉同功，躯体折叠取穴同用的规律，在头皮上也很适用。米式取穴法，也是传统针灸缪刺、巨刺和同经异穴在头皮针上的运用。

米式疗法是上下颠倒巨刺法，是交叉治疗。伏象是同侧治疗，上肢病针冠状缝，下肢病针人字缝。米式疗法是倒伏象，上下肢颠倒，左右侧颠倒，冠状缝变成双下肢，人字缝是双上肢，伏象的左上肢变成倒伏象的右下肢。这种治疗有一种优势，如瘫痪患者不能移动，可在冠状缝治疗瘫痪的下肢，方便患者，临床疗效好。这是大脑解剖知识与倒伏象相统一，是交叉治疗，也是中医上病下治、左病右治的体现（图1-12）。

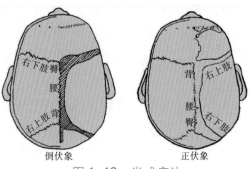

图 1-12 米式疗法

2. 倒伏脏

倒伏脏穴区是基于中医缪刺原理，伏脏穴区的重新利用。它位于头部的额部，在前额的上部颅外软组织部位，刺激区规律地分布着全身各个部位相应的特异刺激点，分布点与伏脏穴区的分布呈倒置对应，特点是上下肢换位，左右侧变位。从额正中线至左右额角，分为6.5个等份，分布着下焦、中焦、上焦穴区。其中下焦2个等份，中焦2个等份，上焦2.5个等份。从西医理论的理念上是很难解释的，但从中医脏腑表里关系上讲很容易理解。上焦的心肺都与下焦大小肠相关联，因肺与大肠相表里，心与小肠相表里，临床病症已证实这种相关性，如急性大叶性肺炎常伴有严重的便结便秘，泻下治疗后全身症状和肺部症状明显缓解。再如心火上亢时会有尿黄、尿痛等下焦症状。不能颠倒，慢性顽固性肠炎病症，一定要针倒伏脏的下焦，才能获得较好的临床效果。倒伏脏是一个感觉中枢(图1-13)。

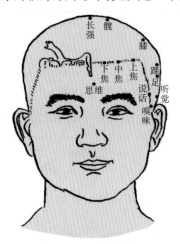

图 1-13 倒伏脏

四、十一大(其他)中枢

大脑皮质是人的高级调整中枢，除了运动中枢和感觉中枢之外，还存在着许多其他功能中枢。这些功能中枢分布在大脑皮质的不同位置，并各自主管调节某种功能和活动。根据这些功能中枢分布区域进行定位，就构成了头皮针中的其他中枢区域。通过多年来对头皮针疗法临床实践的总结，按照每个中枢的不同功能和作用，定出了21个刺激点，分别命名为思维、说话、信号、视觉、运平、记忆、书写、听觉、嗅味、平衡、呼

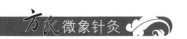

循。对其穴位的位置、作用、功能和主治，分述如下(图 1-14，图 1-15)：

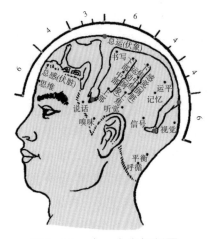

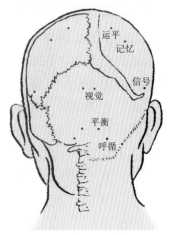

图 1-14　十一大中枢侧面　　　图 1-15　十一大中枢后面

1. 思　维

思维中枢，位于额叶的最前端，外表投影区正对额骨隆突，左右各一。由于左右思维的功能在中间一处有代偿作用，所以，我们在临床上取穴常采用在两额骨隆突之间的正中线上、眉间棘与发迹线连线的中点(图 1-16)。

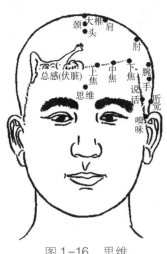

图 1-16　思维

思维中枢，是高级精神活动的中枢，思维是人生命活动的最高运动形式。思维活动的全部过程与中枢神经系统各部分联系都很密切，从而建立了完善的整体系统。因此，该区具有复杂的生理功能。该区病损，虽不会产生瘫痪，但在运动活动中起整合组织作用。患者会出现智力行为障碍，主要表现为智力低下、欣快、幼稚，对周围事物失去注意力，近记忆力减退并最终丧失，出现定向力障碍，特别表现为时间与场所的定向力障碍，或伴有计算力受损，逐渐变为痴呆。有时，有情感障碍、抑制能力丧失、极度兴奋、欣快、强哭强笑，甚则狂怒发作、毛发竖立。有时，则表现为注意力不集中、精神萎靡不振、抑郁、焦虑与性格变化。有时，表现为轻浮、愚蠢，往往表现为热情奔放，而掩盖着精神上的缺陷。

主要用于治疗：智力减退、痴呆、癔症、大脑发育不全、精神分裂症、神经性头痛、高血压、神志不清、神经衰弱、记忆力减退、失眠、胃溃疡等。

2. 说 话

说话即运动言语中枢。位于额下回的眶部、三角部、盖部和中央前回的前下端，正对蝶骨翼部。它的外表投影区，在眉中与耳尖连线的中点。习惯用右手的人，言语中枢在左侧，反之在右侧。个别人的言语中枢在双侧。该区与倒象的面、口、舌、腭关系密切，所以与这些区域相邻（图 1-17）。

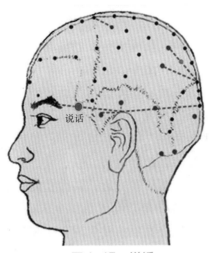

图 1-17 说话

言语是人类特有的极其复杂的高级神经活动。人类在漫长的进化过程中，随着上肢的发展和劳动的迫切需要，才产生了语言。言语发生在第一

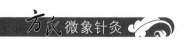

信号系统即各种条件反射的基础之上，是对周围环境和自身感受到的各种刺激的抽象概括。因此，言语是通过各种符号来表达的。它们包括听觉符号(语音)、图案符号(书写文字)和运动符号(手势)，这些是第一信号的信号。所以，言语属于第二信号系统。言语的出现，使得人们在相互了解及思想交流方面，获得了极大的便利，大大推动了人类认识世界和改造世界的进程，促进了人类社会的发展。与此同时，言语同劳动一起，又反过来进一步促进了人脑和感官的发展，产生了思维。言语和思维密不可分，言语是思维的外在表现，思维是言语在脑内的形成和活动过程。

劳动、言语和人脑相互促进，不断发展，所以，它们之间的关系最为密切。语言的完成是一个极端复杂的意识活动过程，必须依靠与之相联系的各种感觉与运动系统的高度合作。整个大脑皮质多与言语中枢有关。言语的形成过程中，听觉中枢为言语阶段提供资料，由眼睛感受外界刺激提供信息，再由运平中枢、记忆中枢进行信息整合，整合的结果，使人对物体有了较全面的感受，获得了"命名"功能，产生了语义以及可以表达这些语义的言语符号和语法编码。然后，这些信号和编码沿着弓状束传到言语中枢。言语中枢把整合后的听、视感受性言语电码，转换为一系列言语运动、命令，传送到运动中枢-中央前回。

总之，言语感受、脑内言语和语言表达是互相连续、密不可分的三个阶段。任何一个阶段或某一阶段内的任何结构，其生理过程发生病变，都会造成与此相关的言语障碍。临床上，我们将与言语中枢密切相关的几个区域定为说话、信号、视觉、运平、记忆、书写。

临床上，有许多患者右手功能障碍与说话障碍并存，随着手功能的恢复，说话功能亦恢复。可以发现：伏象的手部与言语中枢区域相邻。该区发生病损后，主要发生运动性失语。其特点是：虽能理解他人的语言，但不能用语言同人对话。虽能自由运动唇、喉、舌，但丧失了运用言语的技巧。轻者，可以讲话，但词汇异常贫乏，讲得重复、缓慢且困难，没有文法或词不达意。所以，语音显得杂乱无章，令人费解。病情轻微的患者，能够运用较多的词汇，但比较抽象的概念词和生疏的词极易脱落。且说话断断续续，出现"纳说"现象。重症患者，则完全失语，甚至个别的字、词或音节，都不能发出。

主要用于治疗：运动性失语、发音困难、口吃、舌肌麻痹、假性延髓性麻痹、唇肌麻痹、大脑发育迟缓、舌颤等病症。

3. 信 号

信号即感觉言语中枢，也称听觉言语中枢。位于颞上回的后部 1/3 处，邻近听觉穴区。其外表投影区，在枕骨粗隆与人字缝尖连线中点，与耳尖连线的前 1/3 与后 2/3 的交界点，与其相邻的颞上回、颞下回中部的听觉联络区，共同组成听觉言语中枢（图 1-18）。

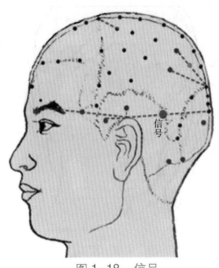

图 1-18 信号

人的视觉、听觉、感觉和其他感受器受到的刺激，在大脑留下的痕迹所引起的反应，称为信号。其作用主要是对有声言语进行分析，对无声感受进行理解，并将其成分同外在表象、物体和概念进行对照，为言语的形成提供资料，是说话中枢的初步阶段。该部受损后，主要发生感觉性失语，即患者听觉虽正常，但不能听懂别人和自己的话，失去言语理解能力；虽有说话能力，但言语混乱而割裂，经常答非所问，别人无法了解其内容。患者言语障碍的另一特点是：常常多言、饶舌、喋喋不休，话语为一连串毫无意义的词和音节的堆砌。不能理解别人的言语，也不能察觉自己言语之缺陷。

主要用于治疗：感觉性失语症、癫痫、失眠、神经性头痛、癔症、精神病、理解能力减退、健忘性失语、大脑发育迟缓等病症。

4. 视 觉

视觉中枢，位于枕叶的内面，距状裂的上下唇。一侧距状裂的上唇

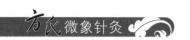

（楔状回），接受同侧视网膜上半部的纤维；一侧距状裂的下唇（舌状回），接受同侧视网膜下半部的纤维。黄斑部纤维，则投射到双侧纹状区的后部，并占有广泛的定位。其外表投影区，在枕骨外粗隆尖与人字缝尖连线的上 2/3 与下 1/3 的交界点，旁开 1 个等份处（图 1-19）。

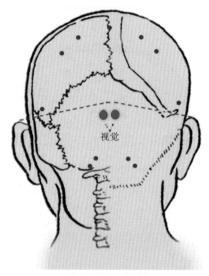

图 1-19　视觉

枕叶与顶叶的缘上回、角回、顶后回间，无明显的界限。所以，视觉中枢与记忆中枢和运平中枢关系密切，共同组成视觉、信号和听觉的信息整合，为阅读中枢。视觉与颞上回的信号中枢相互连续，所以与感觉言语中枢关系密切。与颞叶的听觉、信号，共同组成主治命名性失语症。在枕叶、顶叶、颞叶的交界地方，共同主治意义性失语症。

视觉中枢，是人的感觉与外界发生联系受到的刺激，反映于大脑，进行联络的装置。视觉中枢内负责将接收来的刺激信号（物象）进行识别、分析、视象再现及高级分析、综合后，把视觉信息与其他高级中枢信号密切结合起来，进行各种生理活动的重要装置。

此部若受损，患者虽不盲，但动作很像盲人，几乎对每一件东西要摸一摸、听一听、嗅一嗅。否则，便不认识。视觉不能认识者，甚至失去定向能力，将不认识自己的家舍和环境，但能看见周围的东西，重则失明。由于视觉纤维只有视网膜鼻侧纤维在视觉纤维交叉处交叉至对侧，颞侧纤维并不交叉，故每一侧半球只接受同侧颞侧和对侧鼻侧的视觉纤维。当病损时，出现对侧偏盲。优势半球与非优势半球不同。优势半球病变时，呈现感觉性失语、失读、失写与失算，同时伴有各种失认症。

主要用于治疗：视觉障碍、幻视、视野缺损、视网膜炎、角膜斑翳、青光眼、视神经乳头炎、玻璃体混浊、急性结膜炎、白内障、眼睑痉挛、色盲、变视、复视、头痛、头昏、头晕、黑蒙、鼻衄、皮质性盲等病症。

5. 运 平

运平，即运用中枢。位于顶下小叶的缘上回。体表投影区：位于百会旁开4个等份处，左右各一穴位（图1-20）。

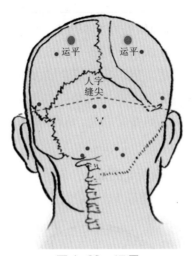

图1-20 运平

运用是运动的一种高级复杂的过程，是人类通过长期社会劳动、学习与实践，逐渐形成的一种有明确目的的精巧协调动作。即人类在发展过程中，由于模仿行为，学会了各种生产活动和日常活动所必需的动作。后来，这些动作由于长期运用，而成为习惯性动作。在这些复杂的动作中，运动器官的运动刺激（本体感觉），发生着负反馈效应，对习惯性动作进行自动调节。该中枢出现病损时，患者在企图做出有目的或细巧的动作时，表现出无能为力的情况，或对动作的领会发生困难。有些患者不能在全身动作的配合下，正确地使用一部分肢体，去做那些本来已经形成习惯的动作。如果病损在优势半球，由于左侧缘上回发出联合纤维经胼胝体到达并支配右侧，可引起双侧肢体的失用。如果胼胝体内有病灶时，联合纤维中断，则只引起单侧失用症。该区病损时，常会引起以下病症。

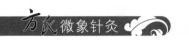

运动性失用症：是一种感觉综合及运动表达性缺陷。症状一般为患者对运动的记忆发生障碍，引起动作拙笨，失去精巧动作之能力。重症者，往往不能做任何运动，只能做些毫无意义的运动。

观念性失用症：多为综合性感觉的缺失。表现为对复杂精巧的动作失去应有的正确观念，在做复杂动作时，其时间、次序及动作的组合，都发生错误。

观念运动性失用症：以上两种症状兼有之。

结构性失用症：此症发生于非优势半球视觉、感觉信号整合区的病损，不能辨别和测定人体运动中的空间位置，不能通过感觉物体的各种特性(重量、形状、大小，表面的特点和温度)，构成对此物综合性的感觉形象。或者对各个构成部分有认识，对各个构成部分相互位置关系也有所理解。但在构成整个完整体时，空间分析综合能力处于失常状态。

主要用于治疗：失用症、末梢神经炎、共济失调、手指认识不能、指端红痛症、风湿性关节炎、脑血管意外(偏瘫)等病症。

6. 记　忆

记忆即记忆中枢，位于顶下叶的角回。它的皮外表投影区正对顶骨隆突。人字缝尖与百会连线的中点，旁开6个等份处。左右各一穴位(图1-21)。

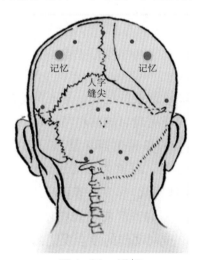

图 1-21　记忆

记忆，即阅读识字中枢。大脑对所经过的事情留下的印象，称为"记忆"。记忆在人类生活中占有相当重要的位置，不但包括信息的转变储存，还包括一系列的思维处理过程，整个大脑皮质多与记忆有关。此中枢虽用"记忆"一词，但并不确切，因为记忆主要由识字中枢来完成。这是一个认识的功能部位，也是感觉性言语中枢的一部分。此区是听觉信号和视觉信号的联系整合区。人在学习的时候，一个个生字的视象和音象，在该部建立起联系，规则地组成词句。角回病损，这种联系被破坏，于是，患者对于单字的信号意义完全不能理解，好像一下子把过去学过的语言文字全忘记了。眼前的文字，成了一堆毫无意义的符号。患者不能诵读；企图写字时，只能在纸上乱涂一下，称作失读症或失写症，也称言语失聪。

主要用于治疗：头昏、头麻木、浮肿、大脑发育迟缓、脑炎后遗症、失读症、失写症、记忆力减退、头痛、头鸣、耳鸣、心悸、气短、腰酸腿痛、遗精等病症。

7. 书　写

书写即书写中枢，位于额上回、额中回之后部，中央前回的前上部。它的外表投影区，在以冠矢点为顶点，向左后方和右后方两侧各画一条线，它们分别与矢状缝呈 45°夹角。大椎和百会连线的前 1/4 与后 3/4 的交界点旁开 2 个等份处，左右各一穴位（图 1-22）。

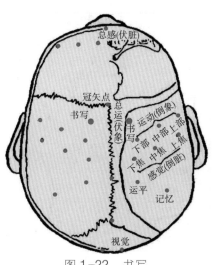

图 1-22　书写

书写是一种复杂的运用功能。就是运用手写出与声音相当的符号，再按脑内言语生理过程所安排的次序和方式结合词组和句。书写中枢，是运动言语中枢的一部分。只有识字的人，才能发挥出阅读和书写中枢的功

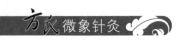

能。书写穴区在优势半球头、眼和手运动的投射区内，这显然是因为书写过程中眼睛要随字行而移动，又需右手书写之故。此区损害后，患者虽可以听懂别人的话，也能看明白，但不能将这些东西写出来表达，或写的字极其杂乱无章。还可出现复杂精巧的高级运动障碍，如绣花、穿针和连续从事一种动作时拙笨而不协调，言语与动作矛盾。如嘱患者去拿一件东西时，患者嘴里可以清楚地说出，但行动却相反或笨拙，出现错误。早期病变对侧有时出现震颤、下肢共济失调。这种共济失调很轻微，一般观察不易发现。当嘱患者做快步行走或做快速转弯动作时可以出现。

主要用于治疗：书写功能障碍、失写症、手的精细功能减退或丧失、手颤、额叶性共济失调、高血压、低血压、肺气肿、皮层性浮肿、舞蹈症等。

8. 听 觉

听觉即听觉中枢，位于颞横回的前部，颞横回是一些短小斜行的脑回，平行在颞上回的背面，是颞叶卷入外侧裂的部分。其外表投影区，在耳尖上1.5个等份处(图1-23)。

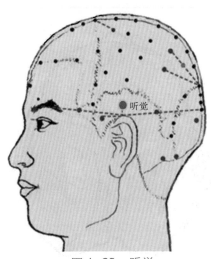

图1-23 听觉

听觉认识，是在个体生活中以经验获得的，根据每一物体特有的声音来辨别它们。如根据说话的嗓音，辨别是哪一个人。根据喇叭的声音，知道是汽车，并可进一步分辨是哪一种汽车等。听觉中枢，接受内侧膝状体发来的听放射。因放射的纤维传导来自两耳的冲动，听区是代表两侧的，一侧的听皮质损伤，不至于全聋。一侧听觉中枢的病损，患者只是出现对侧指定声响的位置辨别能力的减损，特别是判定声源的距离。对于声音冲动的分析综合，产生听觉认识，这个繁复的过程在该中枢进行。

该部一侧病损，并不产生听力障碍。但当优势半球侧病损，则产生"精神性聋"，即听其声而不解其意等。

主要用于治疗：神经性耳聋、耳鸣、幻听、眩晕、同侧偏盲、目痛、高血压、癔症、腹内胀满等。

9. 嗅 味

嗅味是嗅觉中枢与味觉中枢的简称。嗅觉中枢，在边缘系统内的海马和齿状回及下托（即海马回的背部）。味觉中枢在海马回，并与倒象的面部和岛叶前部相联系。外表投影区，在耳尖前3个等份处（图1-24）。

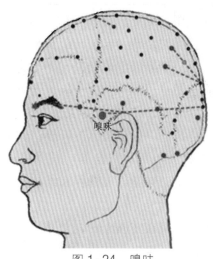

图1-24 嗅味

嗅觉是生物的重要生理功能。动物在寻食、求偶和避敌等行为中，都需要靠嗅觉去发现和辨别，因此嗅觉相当灵敏。人类由于中枢神经系统的高度发展，嗅觉功能有所退化。但仍然在人与周围环境的关系中，尤其在认识世界方面起着十分重要的作用。产生嗅觉要有嗅性刺激物，就是我们在日常生活中所闻到的各种各样的气味，即有芳香、酸臭、焦臭和腐臭等不同的气味，在空气中以不同的量、不同的速度相混，到达嗅器，并经嗅觉传导通路传到中枢神经系统，引起嗅觉。由初级嗅皮质（海马回的前端和钩回）向脑的其他部分进一步投射是极为广泛而复杂的，主要可归纳为

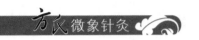

反射性和皮质性两种联系。反射性的通路，是由初级嗅皮质发出的一系列弥散性纤维经过丘脑下部、缰核和中脑等皮质下中枢，到达脑神经运动核，建立起嗅觉体壁和嗅觉内脏反射。如嗅到恶臭的气味，马上产生表情肌的变化及恶心欲吐状。

皮质性的通路，是由初级嗅皮质向大脑边缘叶发出的弥散投射。边缘叶系统内的海马回背部，则可能代表高级的嗅觉皮质中枢。与边缘系统的联系，使嗅觉带上情感色彩，并产生嗅觉记忆。

在嗅觉的传导通路上，二级神经元均与两侧的嗅觉中枢相联系。因此，一侧嗅觉中枢损伤，不会出现嗅觉丧失。嗅觉的传导通路，主要由两级神经元组成。在向嗅皮质投射时，不经过丘脑核团的中继站，这一点，与其他各种感觉性传导通路截然不同。

人类的味觉器官，主要在舌头上。除了舌头以外，在腭、咽、扁桃体、会厌，也略有味觉作用。第7、9、10脑神经的味觉传入纤维的第一级神经元胞体，分别在膝状神经节、岩神经节和结状神经节，由此发出的中枢突进入脑干后，形成一个界限清楚的共同下行束——孤束，并陆续止于包围在孤束内的灰质核团——孤束核的头端，这里是味觉二级神经元胞体集中的地方。由此发出的二级味觉纤维交叉到对侧，沿着内侧丘系上行，止于丘脑的腹侧后内核，由此核发出的纤维，进一步投射到大脑皮质中央后回下方的面部感觉区和海马回与岛叶前部，味觉冲动到达这里分析、综合，产生相应的味觉。味觉，在营养和维持机体环境恒定中起重要的作用。

由于嗅觉、味觉中枢区域在皮质上的内外重叠，所以，外表投影区很难分开。该部发生病损，会产生嗅、味觉障碍。幻嗅时，常为臭蛋、腐败尸体、烧胶皮等使人极不愉快的难闻气味，并可出现记忆力障碍和各种声音幻觉等。

主要用于治疗：嗅、味觉迟钝，嗅、味觉丧失，幻嗅、幻味，急、慢性鼻炎，以及各种音幻、记忆力障碍、变视症、头晕、偏头痛、流涎、感冒、舌炎、湿疹、牛皮癣等症。

10. 平　衡

平衡即平衡中枢，位于枕叶下的小脑部位，即小脑后叶的位置。外表投影区，是在呼循上1个等份，再往中线1个等份的位置，左右各一穴（图1-25）。

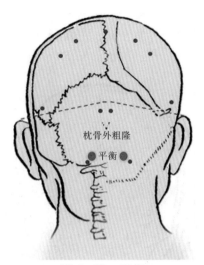

图 1-25 平衡

小脑，主要调节和校正肌肉的紧张程度，以适当地维持身体的平衡和姿势，从而顺利地完成随意运动。每个运动都需要一群肌肉协调动作，主动肌动转身体的相当部分，而拮抗肌则需弛缓，以容许这些动作的实施。小脑则是实现这些肌肉张力转换、自动调节的最高级中枢。它的功能，是在肌肉静止或活动时，使它们处于最适宜的紧张状态。

根据小脑结构的不同，出现的症状也有所不同。绒球小结叶病变，共济失调，主要表现以躯干为主，四肢不明显。后叶病变，主要影响体轴肌，出现行路不稳，蹒跚步态，趋于向后跌倒。语言肌肉也受影响，出现构音不全。眼球震颤及姿势平衡障碍，提示前庭纤维损害。小脑半球损害，主要影响四肢独立的精细运动。肌张力降低、易于疲劳，有严重的共济失调。肌肉收缩范围、方向和力量不协调。最显著的是不能正确估量距离，动幅过度。眼球震颤也是最常见的一种症状。此部病损，将产生共济失调和肌张力降低。有的还会出现书写和言语障碍，如书写的字逐渐变大，行距不齐，字线不规则，歪歪斜斜；说话唐突，吐字不清、缓慢，呈继缀性或呈暴发性言语障碍。

主要用于治疗：眩晕、共济失调、肌张力减低、眼球震颤、偏瘫、帕金森病、书写过大症、失调性构音障碍以及全身性共济失调等症。

11. 呼 循

呼循即人体呼吸循环中枢的统称，位于延髓中枢，上接脑桥，下连颈

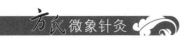

髓。循环中枢，在枕骨大孔之上，而呼吸中枢在枕骨大孔之上下。其外表投影区，在枕骨外粗隆尖下 5 个等份、中线旁开 4 个等份处，即风池穴的内上方(图 1-26)。

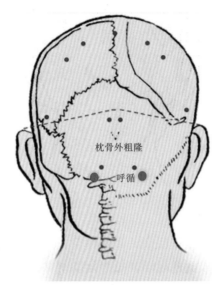

枕骨外粗隆

呼循

图 1-26　呼循

　　呼吸和循环中枢为人体的低级中枢。延髓上与间脑相接，下与脊髓延续。它是由下行的锥体束纤维聚成。其中大部分纤维，在锥体下方交叉至对侧，构成锥体交叉。在锥体外侧缘，有舌下神经出脑，背外侧从上向下，还依次有舌咽神经、迷走神经和副神经出脑。有关的呼吸、心脏血管、吞咽、呕吐的重要中枢均在于此。与呼吸有关的部位，可能有两个：其一，位于延髓下端的前内侧部，与网状结构相混杂；其二，围绕前者的后外侧缘。刺激前一部位产生吸气，后一部位产生呼气。两部位正常，产生正常型呼吸。而这些中枢，又可能受一个长吸中枢所控制。长吸中枢，位于脑桥水平的外侧网状结构中。此部位病损时，常可产生血管运动和其他严重的内脏功能紊乱，如心律失常、血压波动不稳，呼吸困难呈鼻翼煽动或抬肩呼吸，口唇与肢端青紫。出现血管舒缩障碍，表现为麻痹性血管扩张，同时伴有鼻腔通气阻塞，有时伴有眩晕、眼球震颤与共济失调。预后不良，多很快死亡。

　　主要用于治疗：心律失常、风湿性心脏病、冠心病、高血压、肺气肿、眩晕、咳嗽、哮喘、呼吸困难、感冒等病症。

第四节 头皮针的选穴与配穴

经络沟通内外上下，神经统辖支配一切，脏腑表里阴阳相合，机体上下内外相应，头皮针疗法的独特见解，全息观点的全息对应，无不构成了人体有机的整体联系。头皮针治疗疾病，是用辨证与辨病的方法，一定要找出病因，确定病位，分析病机，定出病名。根据疾病的轻、重、缓、急，而决定选取的穴区和穴位。

一、取穴与配穴的原则

从临床角度出发，对疾病的正确诊断，是取穴的关键。取穴的合理与正确，又是治疗疾病的关键。

如有一名多年患低热的患者，长期伴有耳鸣、头晕、面色发黄、腰痛乏力和浮肿，曾做过各种检查，未发现任何器质性病变，不能确诊。虽经多方治疗，不见好转。我们分析了患者的病情和病史，认为低热是其主要的一个症状。另外，患者平时有习惯性感冒。低热的原因，可能与感冒有联系。所以，我们就以伏象大椎和伏脏上焦为主，对患者进行治疗。在既往的临床治疗病例中，一般症状消除较快，降温效果则较为缓慢。但此例，却恰恰相反，出现降温效果优于一般症状的消除。我们仍采用上面取穴方案，又进行了两个疗程的治疗，结果效果不明显。为了能够制定出正确的治疗方案，我们对患者的症状进一步分析：根据肾藏精、生髓、主骨、开窍于耳的理论，认为患者的头晕、耳鸣、腰痛乏力和浮肿等，皆为肾阴虚的证候；加之低热、面色发黄，属阴虚火旺、骨蒸痨热的表现。通过对病情的分析，改变原来的治疗方案，重新定"伏脏下焦""伏象腰俞""记忆"为主穴，配以"听觉""思维"等穴。决定于每日下午 4 时前扎针，并适当延长了留针时间。有时，还采取定时埋针刺激。经过 1 个疗程的治疗，患者精神饱满，面色红润，头昏、耳鸣、腰痛乏力和浮肿症状消失，体温也降为正常，恢复了健康。

根据以上病例临床治疗的过程，说明正确诊断、准确选穴的重要性。这个是早期的头皮针治疗取穴法，如果用微象针法治疗，我们可以选用肾九宫针法和架子穴针法治疗。

配穴的合理与否，也直接影响着疗效的高低。在针灸取穴中，古人有

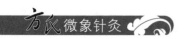
"主穴"与"应穴"的理论和"君臣佐使"的认识。这种相互呼应以加强疗效的方法，在头皮针中也至为重要。一定要在辨证立方的指导下选定"主穴"，合理正确地配用"应穴"进行针刺治疗。同理，微象针法治疗中，针对疾病的治疗，选用九宫针法也应有主次之分。

准确的刺激，也是提高疗效的关键。头皮针刺激穴区，布局合理，分工精细，配合紧凑，穴位稠密。所以，在针刺时，务求部位正确、穴位准确；否则，就收不到应有的效果。伏象与伏脏、倒象和倒脏的部位功能不同，左右两半球的功能也不一样。所以，取穴原则也各异。伏象、伏脏，取患侧；倒象、倒脏与其他中枢，取健侧。但在临床实践中发现，倒象、倒脏，有些取患侧而优于健侧。故此，在临床上要根据实际情况，灵活掌握运用。

在微象针灸体系之中，强调选穴要精准。治病时，往往要选用一个最主要的象法治疗。对于一般疾病的治疗，每次选用 1 ~ 2 个微象针法就够了。选取穴位要精，采用配穴要简。每刺 1 针，就要起到 1 针应起的效果。扎针越少越好，并不是越多越好。因为穴位之间，象法的相互作用与影响，会产生治疗作用上的紊乱，抵消已收到的效果，达不到治疗目标。所以，尽量减少那些能够省去的穴位，力求做到少而精，达到取穴不多、效果良好的目的。

二、取穴与配穴的方法

头皮针的理论，不但有中西医的学说，还有总运感和生物全息的理论。所以，取穴方法多种，基本上可分为 4 种。

1. 相应取穴法

就是身体某个部位有病，在伏象、伏脏、倒象、倒脏等相应穴区的部位上进行针刺。它相当于体针的"阿是"取穴法，也是全息疗法的区域对应取穴法。如臂痛，针刺"伏象"臂部；腿痛，取下肢的对应位置，微象针法中的下肢区取法；面部麻木，取倒脏的面部等。一般相应取穴，只取单侧，也可取枕部仰头巨面象的针法治疗。为了加强疗效，也可以针刺双侧。

2. 仿体取穴法

微象针灸，所有的穴区基本都是人体整体的一个缩形。它不但是全身经脉在头皮上的高度概括，还具有头微经络和头微脏腑的性质。所以，在头皮伏象、伏脏上，运用仿体取穴，是根据经络脏象以及阴阳五行取穴方法，在头皮上的精细应用和高度的集中施治。如胃部胀痛、呕逆不下，可在伏脏中焦胃部取穴，胃九宫取法；还可在伏脏的上焦"内关""手三里"穴部位选取穴位。当下肢后侧患有痛痹难立时，可以选取伏象下肢胯部的"环跳"穴和下肢的"阳陵""悬钟"穴，或者微象针灸中下肢区针法。此外，头皮针还可以模仿体针的阴病阳取、阳病取阴，表证取里、里证取表，病因取穴、随症取穴，交会取穴、流注取穴等多种方法。

3. 特定取穴法

根据其他中枢每个穴区所具有的特殊功能，按照某一疾病，必须选取某一穴区进行治疗。如言语运动障碍取"说话"，感觉言语障碍取"信号"，失读失写障碍取"记忆"，眼部疾病取"视觉"，听觉障碍取"听觉"等。

4. 米式取穴法

根据传统中医经络交经缪刺、上病下取的理论，在头皮伏象取穴，即为米式取穴法。临床病情多变，有时局部对应取穴疗效不佳时，可在其斜向对应的肢体方位取穴。如患者右下肢不适，可以在伏象左上肢取穴。

总之，取穴的方法要根据病情不同而有所变化。有些疾病，在采用正取治疗效果不佳时，采用仿体、米式等法往往收效显著。要因人而异，随症变更，如同传统针灸的"速效之功，要交正而识本经，交经缪刺；左侧有病，而右侧取穴；泻络远刺，头有病而脚上针；巨刺与缪刺各异，微针与分刺相通"一样，对于头皮针的取穴要潜心研究，方见幽微，灵活运用，始知要妙。

临床治疗须选穴得当、配穴合理才能加强治疗效果。配穴不得当，除给患者增加无谓的痛苦外，还会减弱治疗效果，起不到针刺的作用。在临床上，经常发现针刺伏象，当时见效，配取伏脏，而又无效的现象；针刺伏脏有效，配取伏象又无效。当把伏象或伏脏单方面的针拔去时，又可立即显效，故配穴方法亦要重视。我们体会到：头皮针的脏象与其他中枢的配合，可以灵活配用。伏象与伏脏、倒象与倒脏的配合，以少取对应部位为好。

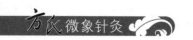

第五节　头皮针作用原理讨论

半个世纪以来，头皮针在临床诊断治疗疾病和针刺麻醉等方面得到了广泛应用。实践证明了它的显著效果，并揭示了其别具一格的优越性和发展前途。它是以传统医学为基础，现代医学为依据发展起来的一种新疗法。它的原理同揭示经络实质和针刺麻醉原理一样，具有共通的性质。

头皮针是在传统医学经络学说和现代医学大脑生理解剖的基础上发展起来的新疗法。因而，单纯的经络学说与神经学说并不能完全解释头皮针的理论，而只能成为解释其作用现象的一个侧面。头皮针特有的伏脏、伏象体系，则又与全息生物学有着天然的联系。所以对头皮针的解释与理解，必然包含有相关的内容。

为进一步发展此种疗法并完善生物全息律，我们根据多年的临床体会和有关理论研究的资料，从它的作用特点、途径和实质与全息原理的研究中进行初步归纳阐述，用以解释头皮针的调节功能。可以这样认为：在人机体内，存在着许多相关的自动调节系统，针刺就是通过神经体液、经络气血以及生物体的各种自动控制系统，改变病理失调现象，达到正常生理平衡，发挥调节作用。这种过程是非常复杂的，但也是有规律的。

一、经络与组织学原理

在祖国传统医学中，把人体生命活动所需的物质统称为气血。而经络是人体气血运行的通路，内连脏腑，外络肢节，将人体构成了统一的整体，进行着正常的生理活动。

经络学说，是我国古代人民在与疾病作斗争中，通过无数的实践观察才逐步总结形成的。它源于体表反应点和针刺等感应传导的体验、穴位主治性能的概括、解剖生理现象的观察，由这几方面的经验积累、归纳一些规律性的现象、综合推理而成的。但在现代医学的解剖观察下，经络的形态实质仍得不到解答。看不见、摸不着、查不到的经络，其功能现象不但存在，在临床上还一直是祖国传统医学的指导理论。根据祖国传统医学的眼部五轮学说、舌部诊察原理、寸口诊断经验等，说明头部、五官、颜面、四肢、躯干各自都可形成一个生命信息系统。所以，头皮针的穴区，尤其是"伏象""伏脏"穴区，能够反映整体的生命信息、治疗整体疾病也是完全能够理解的。

人们在实践中早就发现，经络与头有密切的关系。如《灵枢》说："十二经脉，三百五十络，其血气皆上于面而走空窍。"《难经》说："人头者，诸阳之会也。"《针灸大成》说："首为诸阳之会，面脉之宗……皆归于头。"从祖国医学经典著作中对十二经脉的记载可以看到，手、足各三阳经，均直接与头部有联系；而三阴经的经脉，虽不完全上行头面，但通过阴阳的配偶关系，同样作用于头部。此外，"奇经八脉"与头部之关系亦为密切，阳跷、阳维脉均上行于头部，督脉和任脉的循行均起于会阴部，分别沿脊、腹正中线上行头部，在龈交穴相会。督脉，总督一身之阳脉。任脉，总任一身之阴脉。因此，有这样的论述："头者，身之元首，人神之所（治），气（之）精明。""三百六十五络，皆归于头，头者，诸阳之会也。""脑为髓之海，真气之所聚。""其输上在于其盖，下在风府。"诸脉皆通于脑，其气又止于脑。所以，针刺的作用，首先是直接通调髓脑之精气，泻其有余，补其不足，平衡阴阳，恢复神气。所以，古人早就强调了"凡刺之真，必先治神"。

针刺头穴产生的针感反应，具有沿循经络的一定路线，向躯干、四肢传导的能力。临床中，经常碰到这种病例：针刺后，出现发热、发冷、流水、抽搐等针感。常常是从头向下扩散，大都从颈部才开始明显。感传的速度、性质、程度、方向及其伴随现象，似与针刺部位、手法、针向、强度、病理状态及个体等因素相关。针感一般较体针为宽，到末端时，放散为面，或较宽形式。针感具有"气达病所"现象和"气至而有效"的作用性质。感传速度快慢差别较大，有的在几秒钟内可以由头至足走完全程；有的则需在不断行针下，才能缓慢递接下行；有的大致按照经络路线循行呈带条状；有的则游窜多"经络"，或出现新"径路"。除感觉反应及皮肤其他反应外，部分病例还出现了运动性反应，如在治疗偏瘫、小儿麻痹过程中，在伴随感传反应的同时，还可见到节律性的肌肉抽搐、肢体颤动等不自主运动现象，这可能是恢复过程中的一种反应。对于头皮针这些"经络现象"，我们认为是中枢神经系统的一种特殊功能在体表上投射的结果。就是说，大脑皮层内可能存在着一些"经络"的反应系统。这类系统，不仅与脑内其他中枢及类似系统发生联系，主要是还具有传导反应的规律。"经络现象"的实质过程在中枢，而不在体表，是一种特殊的循行性立体反射，伴随某种能量（如电、磁等）的传播。同时是一种多系统、多功能的综

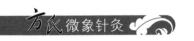

合生理现象等。

实践发现：头穴是一个作用点，又是一个反应点。分辨穴位压痛和观察穴位形态变化，可以帮助疾病确诊。针刺某个穴位，可以作用于某个脏器，说明穴位与脏腑及身体各部有着特异性联系。一些头皮针穴位的排列组合，便构成代表部位、脏器、经络、穴位等象形的区域，最后汇成一个整体人的缩形图。"伏象"和"伏脏"穴区的布局形式即是如此。虽然这种体象穴区要比本体人形微小得多，但它却完全包括了全身的经络和经穴。单独使用，基本上能够代替体针治病。而且仿体治疗也非常有效。如上病下取、左病右取、循经取穴、相应取穴等方法的治疗效果，就足以证明。按照头为百脉之会的理论，根据头部这些微体穴区的作用传导及分布形成，它很可能是全身经络在头部相互联系的总枢纽（或称总经络）。这个微小经络的总枢纽与脑髓功能及全身各部位都存在着密切的联系。针刺总枢纽出现的感传现象，对脑的作用及其取穴规律等，都是证明它自身特点的几个重要侧面。

我们认为：头部通过任督二脉的交会衔接联系全身，统领十二经脉，而"伏象""伏脏"则是十二经脉交会汇聚的核心所在，是十二经脉的总枢纽，全身经络的总中枢。"伏象""伏脏"穴区是头皮针最重要的组成部分。它不像"倒象""倒脏"和其他中枢，在大脑皮质上有被人们认识的区域位置。它为什么能够治病？和其他穴区的关系是什么？

组织学研究告诉我们：组织的细胞，在胚胎出生后，联系即是直线性的。这种联系，是网络状的，由每一网络周边组成的圈，好像是逐渐扩展的波，具有各向同性的性质，当胚胎纵向发育超过横向发育时，横向网络就会变形，在扭曲部位发生重组、断裂、融合；横向发育超过纵向时，情况相反。神经管形成并脱离外胚层时，背中线两侧的网络向背中线移动，会合形成督脉。与此同时，胚体两侧卷向腹中线，会合成任脉。原在胚体两侧的纵向网络分别移向背侧和腹侧，形成背部的膀胱经和其他诸经。由于头部的独立发育，面部任脉和胸腹部任脉不是由同一网络发育而来，而是通过接续形成的。由于躯体纵向生长超过横向，故横向网络发生断裂、融合，这便是躯体部主要只见纵向经络及经络循行线，超过神经节段的原因。四肢的经络是横向网络的延伸。上肢的发生，使胸部的网络被拉向两侧，比腹部的同经络离中线远。因此，腹部同一经络线路常呈"之"字形。由于下肢的横向网络与腹部纵向网络连续形成体连续的经络，加之胚体卷曲的影响，下肢的传导在腹部常发生混经。头部的发育特别复杂，这必然使头部网络的发育变化较大。因此，针感在头部规律不强，也容易出现泛经。

祖国医学的标本、根结、气街理论认为：气街，是指经气汇集的纵横通行的街道，也是经络横行的另一系统。根据胚胎发育的规律，头部经络变化较大和容易泛经的特点，所以，"气在头者，止之于脑"（《灵枢·卫气》）。说明"头气有街"早已被人们所认识。因此，我们认为"伏象"穴区，可能是经络纵行于顶，横行于街的循行通道，是十二经脉汇聚的核心，是全身脉气的总枢纽。

头为诸阳之首，手、足之阳经皆到此处，督脉经过头部正中，具有组合和统率之作用，所以，头部为阳气极盛之所。根据前人的经验和我们的临床验证：阳经取穴，陷者为真。头颅为 8 块骨组成的外部凸圆的整体，只有骨缝处稍凹陷。故阳中枢"伏象"穴区的大部分功能部位，集中在骨缝之两侧，沿督脉行走，循气街横行。

"伏脏"为阴中枢，横于前额发际之两侧。人体的肢体为面阴背阳，前额当属阴面之范畴。传统针灸在四肢的取穴经验是：阴经取穴，动脉相应。在额部动脉相应虽不全面具体，但发自颈内动脉的眶上动脉和额动脉血管供应于额部，且前额之突出部位、发际两侧血管丰富。虽不能尽用动脉相应的道理来解释"伏脏"穴区，但在前额发际两侧的功能区域，却也实在生动地显现了阴经腧穴的效用。

几个世纪以来，许多投身于脑科学研究的科学家，对大脑皮质的功能定位进行了深刻细致的观察和研究，并没有提出"伏象""伏脏"穴区的皮质功能位置，但"伏象""伏脏"的功效为大量的临床实践所验证。所以，我们认为"伏象""伏脏"穴区的实质同经络一样，只具有功能现象，而无解剖实体。虽不能用现代医学知识来解释，但其作用可为临床实践所证实。鉴于"伏象""伏脏"的作用与功能，我们认为：其不但与经络的关系密切，也不只是全身经络的总枢纽，而且是支配十二经络、奇经八脉的总经络、总中枢。

二、神经与内分泌学原理

针刺头穴，能够产生效应，具有"气至病所""气至而有效"的效果，与治疗效果存在着一定关系。但是，穴位的"得气"，须在神经功能健全下

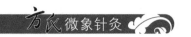

才能维持。如果试验阻断神经，或药麻阻滞穴位处，针刺的这种效应则消失，即无感传及其他经络现象复现，说明神经结构及功能健全与否，决定着"得气"效应的产生。并且针刺感应路线，有时可以出现在身体跨越若干个节段行走的现象。所以，从现代生理学角度来分析，这并非体表局部存在此种传导兴奋的功能线，而是神经中枢（可能是大脑皮质）在功能上排列在一起特殊的皮层上发生兴奋的结果。这样，经络乃是中枢神经系统内特殊功能排列在人体局部的投射。人体上任何一点受到刺激，都可以在中枢发生一个兴奋点，在中枢内存在着一些功能上相互关联的细胞，由此可以解释针刺体穴或头穴，能够引起一条感应路线的原因。因此，我们认为：神经是经络的本质，经络是神经功能活动的现象。

观察头穴的组织形态，发现主要是游离神经末梢和环层小体，以骨膜感受器为多且敏感，常出现胀、紧、沉、重、抽、热、酸困等感觉。同时，还发现由深部的感受器内发放高频冲动，通过神经纤维和神经干传向中枢部位。由此可以推测：针刺是通过神经反射过程产生作用的。脊髓、脑干、间脑、大脑皮质等各级中枢，都可以成为这种作用过程的具体场所，针刺对大脑的兴奋和抑制变化，对脊髓前角细胞兴奋性的提高等就是证明。一般刺激信号，通过脊髓丘脑束、脊髓后束等达到中枢。这个径路传入中枢，不经过或较少经过脊髓等低级中枢，减少了突触联系，不改变或较少改变刺激的质和量而发挥刺激作用，调整中枢功能，因而作用较快，效果显著。

生理解剖学证明：一般人左侧大脑皮质管理右侧肢体，右侧大脑皮质管理左侧肢体，呈交叉支配关系。临床上，对偏瘫患者治疗中发现：在患病体的同侧头部取穴针刺，其效果往往优于对侧取穴治疗。这是因为刺激病体反应部位的信号，在脊髓、脑干内交叉上行而达到大脑皮质，与病态脑细胞仍处于同侧，自然作用途径短、效果佳。至于取对侧穴位针刺也有效的道理，则可以用神经不交叉的、双侧联系及广泛联系的另一些结构来解释。

针刺刺激可以引起穴位的外周神经或感受器兴奋，由神经纤维传入达到高级神经中枢。然后，在各级中枢水平或在各级中枢之间，与病理刺激所引起的冲动相互作用，从而抑制了病理冲动，如对疼痛感觉发挥了镇痛作用。针刺刺激在中枢内能激活各种病态细胞，恢复其正常生理功能。另一方面，是高级中枢对低级中枢的兴奋或抑制作用。此外，针刺还能引起自主神经系统和内分泌功能的变化，通过神经、体液调节而发挥治疗作用。神经，这里是指神经末梢到大脑皮质的传入神经和大脑皮质支配到末梢的传出神经的完整系统。体液，是指来自内分泌腺或体内任何组织细胞的，可以借血液循环运行，或自行渗透浸润的一切化学物质，或代谢变化的总称。针刺对神经的刺激，可以引起反射作用。这一反射作用的传出途径，可能是通过神经，或通过神经与体液的综合活动，而到达效应器官。如在针麻诱导下，出现去甲肾上腺素、脑垂体后叶激素，这些物质的体液因素参与，都有助于达到和提高镇痛效果。

大脑是人类对人体认识要攻克的最后堡垒。现在对大脑秘密的认识还很不彻底。先父过去作大脑前叶切断术时，发现患者出现不同程度的上肢动作障碍，而下肢仍可活动自如。刀柄所过，并非大脑皮质上肢功能部位，经络现象在皮质上的功能也一直未得到证实。所以，对此现象，以往难以进行确切的解释。现在认为：作大脑前叶切断术时，刀柄所过损伤了"伏象"的上肢，因而造成上肢动作障碍。说明"伏象"不但同经络一样，具有功能现象，而且在大脑上也一定有其功能部位的物质基础。似乎可以说明"伏象"是客观存在的，并且是"诸经皆通于脑"的总经络。关于总中枢与其他中枢的关系，我们一开始认识还不够深刻，后来在临床实践中，发现一些病例，如患者张某某，一年前被矿车撞伤头部与上肢。治愈后，留有瘢痕和肿包，上肢肌肉萎缩功能障碍。若用手抵压头部愈合伤口，患者头痛剧烈及上肢抽痛难忍。我们在"伏象"的头部同侧针刺时，患者头痛立即消失，而且上肢也不抽痛了。再用手抵压头部伤口，无任何不适之感。为什么针刺"伏象"头部同侧，头部伤口不痛，同侧上肢也不抽痛？许多类似这样的病例，似乎可以说明"伏象""伏脏"不但存在，而且是统辖支配人体各个中枢的总中枢、总运感。

医学生理、解剖学研究证明：人的大脑两半球上存在着许多神经中枢，分别支配着人体的各种生理功能。针刺大脑皮质功能部位在头皮外表的投影区，可以用来治疗疾病。既然皮质功能定位和头穴作用区域存在，并且是一个相互投影的关系，那么，对于这些新发现的刺激区域也可以这样假定："伏象""伏脏"在其相应的皮质上，也一定有其物质基础，并可能存在于皮质上新的功能区域，即中枢。在长期的临床实践中，经过对"伏象""伏脏"穴区作用功能的观察，我们认为：在作用上，它是统管十二经络、奇经八脉的总经络；在功能上，它是存在于大脑两半球中间的，

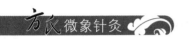

统辖两半球上许多神经中枢的总中枢、总运感。所以，刺激总中枢可引起其他中枢的效应，改变人体的体液循环，调节人体生理功能，从而达到治疗疾病的目的。

在头皮针治疗过程中，一些作用现象，还不能完全用外周神经和经络的传导给予解释，如大多数奏效的病例，都是在未产生"得气"以前取得的。这就提示由头穴——通过颅骨及脑膜隔效应等中间结构——至大脑皮质的传导途径。从许多头穴的名称、位置的来源看，它们都和大脑皮质功能分区定位存在着相互对应的投影关系。这种关系是特定的，也是具体的，并一直为临床效果所证实。以针刺"视觉"治疗眼疾为例，我们发现：当针刺左侧穴位时，左眼外眦和右眼内眦首先有效；而针刺右侧穴位时，则作用于右眼外眦和左眼内眦。理解这些作用现象的途径，完全可以利用视皮质通过视神经束与眼部的联系结构来解释。其他如平衡、说话、嗅觉、运平等中枢的作用过程，也有类似规律。事实上，头穴与大脑皮质之间被颅骨和其他一些组织结构所隔离，针刺能够产生什么物质变化及能量，而直接或间接通过中间障碍作用于皮质呢？这个问题在目前我们有如下几种看法：

· 从生物电的角度观察到：很多头穴，是皮肤电的活动点，而且导电量较其他部位高。针刺头穴时，可产生生物电（损伤电位）的变化，对皮质发生电紧张作用，影响皮质功能状态，促使皮质出现调整性平衡，达到皮质功能的调节作用和病理状态的恢复作用。在针麻手术中，描记人脑电图时，也发现有 Q 波增多及 α 波强化现象。这些现象都提示了大脑内抑制过程增强，从而得到镇痛效果。因此，认为这是一种局部电紧张性作用的结果。头皮针刺激产生的损伤电位、接触电位、摩擦电位等影响着信息传递，加强生化代谢，纠正失调电场，从而使机体自动控制系统不断变化运动。我们认为：头穴刺激产生的损伤电位，影响着从组织器官发出的电流，后者沿着特殊导电通路行走，纵横交叉，遍布全身。至于作为电路的具体导电组织是什么，因为身体内任何组织均可导电，因此应考虑这个通路导电组织的多样性，即多种组织作为导电介质的作用。这样形成的电路系统是独立存在的，它与神经系统与经络系统有密切联系，但并不等于神经与经络。

· 用量子干涉计、X 线衍射法拍摄人体体表时，不仅发现头部体表的微弱磁场直接与 α 节律波动有关，而且还发现穴位也是磁场的聚焦点。因为人体本身就是个偶极磁场和环形磁场的生物磁体。头部的"百会"与下部的"会阴"，分别为人体偶极磁场的北极（N）和南极（S），人体的阴面与阳面，分别为整体磁场或环形磁场的西极（W）和东极（E）。人体 S 形的躯干，是南北东西磁场合力的结果，"大椎"和"气海"是位于 S 形躯体两端的最高合力点。这样人体偶极磁场的磁力线，就由 N 极到 S 极，在人体内外形成了闭合磁力线。因人与大自然的磁场是统一的，太阳、地球作用于人体的磁力线，经常处在一个运动变化的平衡状态，磁力线之间就存在着相互的作用力。它们就像普通磁针一样，同向平行的磁力线互相排斥，反向平行的磁力线互相吸引。人体由于南北磁力线与环形磁力线纵横交错，形成了磁力线网。人体内的气态及液态生物等离子体，就是在由生物膜系统组成的生物超导的控制下，在自然界所赋予的纵横磁力线和人的内部磁力线的支配下，进行着规律的活动。所以，针刺可以直接改变和影响生物的电磁特性，通过能量转化、内外因同步化、受阻信息疏通和调整电场等过程，完成生物电等方面的改善，发挥调整中枢功能的平衡作用而达到治病的目的。

·骨膜组织属于压力感受器，因而对压力比较敏感。针刺头穴一般要求达到骨膜，并运用快速"飞针"手法，能够对穴位造成强大的压力。压力能产生一种似"冲击波"作用，容易激发穴位效应。手法所产生的信息，通过神经传导与直下的互为相应的皮质发生效应关系，集中和增强能量的效应及转化，改变皮质的局部病理状态，发挥治疗作用。所以，对局限性定位性疾病有显著的抑制效果，其原因可能在此。

·针刺可以损伤细胞，导致细胞释放组胺等致痛物质，加强和维持了刺激效应。针刺穴位组织，还可释放热量，参与效应过程。此外，针刺穴位还可能产生其他某些重要能量。这些生物活性物质的改变，对调节生理过程起着重要的作用。

大脑统辖着神经中枢，而中枢是神经系统的核心部分，并反应于大脑皮质划分的许多功能区，通过神经调节，维持人体的正常生理活动。当人体某部发生病变时，大脑皮质相应的功能部位就会出现异常的病理变化。因此，针刺大脑皮质功能区在头皮的投影部位时，引起头皮神经和骨膜的效应，通过某种能量的变化，造成中枢神经的兴奋或抑制，调整人体生理功能，从而达到治疗疾病的目的。

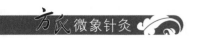

三、全息生物学原理

在头皮针的命名方面，主要采用了"脏"与"象"这样的命名方式。每一个"脏""象"都会外化为人体全身的投影，从而表现出头皮针与生物全息律天然的联系。有意思的是，头皮针的研究与发现是在张颖清教授提出"生物全息律"之前的事。所以，方氏头皮针的确立，成为"生物全息律"早期的重要证据之一。也正因为"头皮针"产生发展于"生物全息律"提出之前，所以，也表现出不同于生物全息律的特点。如以伏脏为阴中枢、以伏象为阳中枢的观点，即已经超出了标准的"生物全息律"的范畴，而与传统中医理论体系之中阴阳分立的认识模型相吻合。

实践证明：在很多穴位上，不单单是针刺，采用按摩、灸治以及加电和光照等刺激方法，亦能获得类似的效果。从这种意义上讲，针刺属于非特异性刺激。因此，穴位和刺激都是产生作用的基本条件，而穴位在本质上起着决定性作用。根据生物全息律，我们将从穴位的产生、作用性能、分布规律及来源，去探讨头皮针的作用实质与全息生物学原理。

从古代的砭石刺激到发现穴位和经络，直到现代涌现出的大量微针体系，我们可以看到：穴位总是由少渐多、由粗到细发展的。穴位作用也有所提高，范围也有所扩大。任何一个穴位都具有治疗多种疾病的功能，并且与多个部位发生联系。穴位功能有相异性，也有相同性。经络同功效，用的穴位多呈线性纵向分布。头皮针等微针体系，则多呈点性区域分布。穴位区域，是对穴位作用的划分；穴位系统则是指在身体某一相对独立的部位(如头、耳、手、足等)内，发现了具有全身信息的反应点和区等。有的部位(如头、手、足等)上，则发现了多组穴区系统。穴区系统，在祖国医学的脏象学说中，早就通过对眼、面、头、舌、脉等部位的划分与反应来表明它们与全身的密切联系。体针穴位也有这种情况，如背部的"俞穴"作用与脏器的解剖学区域存在着一定联系，分布于四肢、肘、膝以下的五输穴，大都与它们配合五行中所代表的同名脏腑的功能相联系。此外，体环针把各部穴位作用标以横环区别，也是这种原因。由此可见，在一个区域里，能与全身各部位有规律的联系，是穴位所具有的普遍特性。生理、解剖学研究认为：人是一个完整机体，但不论从外部形态和内部结构，都可以实行部位划分，一个部位除完成它的一定功能外，还要与其他部位发生联系。划分部位的原因，是他们有质的差异，即每一个部位有其独立性。不同的部位，具有不同的信息结构。从某种意义上讲，身体上具有独立作用的部位，也还可表现在极其微细的结构内。如大脑皮质，是一个信息系统。大脑皮质的各中枢，就是一种信息结构。由于信息结构的不同，彼此之间就显出差异。所以，在头皮部的不同区域里，尽管表面非常相似，但还可以划分出更微小的独立区域。

穴位的区域性质，同穴位的来源一样。每一个区域组合，包括了全身各个部位的刺激代表点，就是由许多相对独立的小系统，组成一个较大的系统，而成为一个独立的针刺系统穴区系统。这是人体各部发展的必然结果。由于全身各个部位根据生物重演律，人类的胚胎发育史，就是地球上自有单细胞生物产生以来，直到人类出现，这几十亿年发展历史的缩影，生物个体乃至它的遗传基因中，已经记录了生命现象产生以来的全部历史发展的信息。所以，我们认为：每个人都是开始于两个细胞，而这两个细胞包含着分化人体各部的全部内容。人们早就发现：胚胎发生过程中，无细胞结构的胶状质要定向排列。体节和其他一些组织形成时，紊乱的细胞也要定向排列。近年来，人们又发现：胚胎细胞，因一定位置信息而运动，也给予其他细胞一定位置信息。而细胞的定向排列，又受极性和分化中心的影响。我们知道，不但卵有极性，体节、肢体也有极性；而极性，可能是化学浓度差造成的。生长中心分泌一种物质，由于浓度差而使细胞定向排列。由于胚胎细胞的全息性，以及网络的各向同性形成的细胞极性和生长中心，可能是参与穴区系统头尾方向的主要因素。

穴区是穴位的汇聚面，穴位是纵横网络的聚焦点，穴区系统是由分化程度不同的穴区组成，每个穴区系统都蕴含着整体的信息。各种穴区系统的综合联系，把人体错综复杂的各部位组成一个有机整体。实际上，是非常巧妙的镶嵌。这种镶嵌来源于胚胎定型。那么，相同作用的穴位之间，也同样具有胚胎根源性质，即同源性。针刺刺激，通过各种途径引起同源部位反应，而且，必定引起该部反应。

随着大量微针体系的不断涌现，不断填补着古典经络的空白，使得许多新的穴位区域重叠地出现在一个部位上，于是在原来已经发现了比较密集穴位的情况下，又提出了新的区域划分法。但它们所代表的含义，却相差很大。这是因为人们对该部采用刺激和观察研究的角度及深度不同，使用工具和思维方式也不同所造成的。但它们总有一个相同的规律：即不论用什么方法刺激，在一个部位上都能实行区域或部位划分。因为它们之间

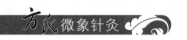

存在着质的差异。区域划分也具有普遍性，就是不论用什么刺激和观察方法，都可以发现在身体某一部位上有其他部位的反应点。反过来，刺激任何一个部位，都可以引起另外部位或区域的反应。

经络的性质，具有胚胎的来源性质。所有的微针体系穴区系统，也利用了胚胎的同源性。胚胎的同源性，不但有神经的，还有体液、组织与组织之间的、细胞与细胞间的种种因素。穴位是细胞分裂、演变、发展、长大过程中，保持下来的一种组织对组织、细胞与细胞的等纵向及其他复杂的共轭关系。经络则是人体神经胚时期，生物学特性相似程度较大的细胞群的延续。

随着微型针灸学的发展，对微小区域与微刺的进一步研究，还将朝着更加微小结构的方向深入。不单是继续详细划分刺激部位的平面状态，还要开展刺激部位与反应部位的立体结构探索，探讨不同组织、不同层次结构的穴位性质、规律。因为机体的每个细胞都包含着整体信息，所以从某种意义上讲，每个细胞就是一个极小的微型体针刺系统。随着现代科学的不断发展和微型针刺技术的不断改进，有可能把我们引向这个方向，并达到细胞刺激的可能。通过微量刺激细胞而改变遗传基因，达到治疗遗传疾病、征服癌症的目的。

生殖细胞，包含了分化为整体的内容，也就具备了创造体针穴位系统及各种微小穴位系统各个环路的能力。而且，它自身又是一种生物电现象，一个密闭能量系统的调节控制中枢，待新个体发育完成后，会出现更多更复杂而又密切联系的生物自动调节系统。所以，我们认为：头皮针的产生原理与作用实质是生殖细胞—微型针灸体系—头皮针—生物全息律。

第二章 手象针

第一节 手象针概述

"手象针"简称"手针"，它是通过针刺人体手部特定穴位治疗人体全身疾病的方法。在方氏针灸体系中，相关的手部穴区都集合成特定的人体缩影的模型，表现为类似于方氏头皮针的人体经络脏象系统的缩形部位，所以命名为"手象针"，是"微象针灸"的重要组成部分。

手象针的研究与成形，与"头皮针"成形期相当。但这种治疗方案出现在世人眼前，则延迟至1973年《手象针与足象针》首次推出。"手象针"和"足象针"是方云鹏先生以传统经络学说为基础，在长期临床实践的过程中，不断探索、逐步发展、总结出来的。

对手象的认识受头皮针伏象、伏脏的启迪，主要经类比推理并配合临床实践证实，确认了手象的科学发现。人体的手部、足部同头部一样，存在着极为丰富、相当密集的与内部脏器相联系的特异功能刺激点。国内外关于手部功能刺激区的研究繁多，各抒己见。一般均致力于研究穴位（或穴区）间的有机联系，但对人体的总体穴位缺乏明晰的认识。

我们发现，手部或足部的这些刺激点，十分条理而规律地分布于手骨周围深浅组织内。若将刺激点按人体体位顺序相互连接，则勾勒出4个整体的人体缩影，纵排和横排于手部，使手部成为人体成比例缩小的载体，即所谓人体的部分与整体间存在着全息互映关系。反映人体躯干腹面、肢体屈面的刺激点，均分布于手掌侧面。沿用祖国医学的说法，我们将这里的人体缩影，称之为"脏"。反映人体躯干背面、肢体伸面的刺激点，均分布于手背面，我们将这里的人体缩影，称之为"象"。针刺手的"脏""象"刺激点，可治疗疾病或调节人体生理过程。利用"手象"提供的确定刺激点

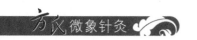

进行针刺治疗，称为"手象针"和"足象针"，以区别于传统的体针。

其治疗原理与祖国医学的传统体针并无不同。但在疗效上，其止痛、消炎、降压、镇静等作用明显优于体针。在应用上，易学易用，简便安全，适合在基层医疗单位开展推广。本篇重点介绍手象针。

祖国医学的一个重要思想就是强调整体观。用"天人合一"高度概括人与自然的统一性，并用整体观看待人体的各个部分，提出了人体的各部分都统摄于"五脏所主"的原则。"五脏"就是人体的高度概括。当然，由于历史的局限，在整体与部分的相关性上，还有待从细节上做进一步描绘，使之更具体。

众所周知，劳动创造了人。在从猿到人的进化中，手、足的分工具有关键性作用。手是人类的重要劳动器官之一。解剖学表明，手具有复杂精细的结构及灵敏的感觉，不仅是接受外界信息的重要窗口，而且是完成身体活动的重要器官。手经腕关节保持和增强力量，进行广泛活动，在意志和大部分在眼的指导下，去完成许多精细而复杂的动作。劳动本身强化了手与大脑皮质的反射联系，并在进化中积累保留，使手在大脑皮质上占的区域面积大而广泛。苏联著名教育学家霍姆特斯指出："儿童的智力发展在手指尖上。"意即心灵是建立在手巧的基础之上。手和手指的灵巧，是长期特有的生活和劳动方式养成的。对于搞微雕的人，雕刻活动完全是在脑意识下进行的；盲人的手触感觉更需要与脑意识共同来完成。据生理学家测定：手指尖的触觉灵敏度最高，管理手指的神经中枢在大脑皮质功能区域的面积，仅大拇指的运动区域就相当于大腿运动区的 10 倍。手和大脑之间有着千丝万缕的联系，如果手的动作精细灵巧，就能促进大脑皮质中相应功能区域的生理功能，从而使人的思维活动能力越来越强。尤其是幼儿，如果加强手指的锻炼活动，就能促进智力的发育。近年的研究还表明，手的运动可以影响对侧大脑皮质的神经功能。人的大脑左右半球分工不同：左半球负责逻辑推理、记忆和言语功能等；右半球主管感情、想象力、空间定位和音乐等。由于手与大脑皮质的广泛联系，针刺手部的人体缩影的相关穴区，可直接影响大脑皮质，从而较快地调节人体的生理功能。

从人体全息理论看，大脑作为人体的一个重要"部分"，是一个特殊的全息系统，大脑与脊髓隐喻着全身的生命信息，能调节全身其他许多全息子系统。从理论上说，细胞、组织、器官、器官系统、不同器官系统的组合，一句话，人体的任一部分都是一个全息单位。但由于各全息单位处于不同的层次，全息元的功能或与整体的联系程度有差别。具体到头、手、足3个全息单位，我们设想：头部伏象、伏脏是全身功能联系的总中枢，是高级全息单位；手、足部伏象和伏脏，是全身功能联系的"末梢中枢"，是比总中枢低级的全息单位。但由于头、手、足均处于人体的不同的"端"（主体的"端"和附肢的"端"），使头部伏象、伏脏与手足的伏象、伏脏的"隶属"关系，不同于头部与其他全息单位的"隶属"关系，需从"端"的特殊位置做更深入研究，以揭示手、足象针疗效优于体针（至少在适应证范围内）的内在依据。

第二节 手象针的基础知识

要想用好手象针，首先要具备相应的解剖学知识，也要具备基本的针灸经络学的知识。

一、手部经络概要和手微经络

手有三阴三阳六经之脉循行。手之三阴经从内脏而起，下至手之屈侧至手之端而终。手太阴肺经，在拇指端；手厥阴心包经，在中指端；手少阴心经，在小指端。手之三阳经则由指端而发，从手之伸侧上行至内脏，又至头部而终。手太阳小肠经，由小指端起；手少阳三焦经由无名指端起；手阳明大肠经，由食指端起。

手象针的区域，包含了整体信息。所以，它不但包括了手部三阴三阳六经之脉，而且，还具有手微经络的作用，即整体的经络系统在手部都有反应。手伏象与手伏脏穴位分布规律而条理，微型经络的分布也十分明显。中指和任督二脉相通；其余4指与十二经相连。其位置在每一指端，距爪甲3毫米之周围分为6个点，其循行分布规律是：食指和无名指指背，从桡侧向尺侧，依次为手阳明大肠经、手少阳三焦经、手太阳小肠经。阳经，皆在赤白肉际以外。手三阴经，分布在食指和无名指的掌侧指腹面，从桡侧向尺侧依次为手太阴肺经、手厥阴心包经、手少阴心经。足三阳经，分布在拇指和小指的指背，分布规律从桡侧向尺侧，依次为足阳明胃经、足少阳胆经、足太阳膀胱经。足三阴经，分布在拇指和小指的掌侧指腹面，从桡侧向尺侧依次为足太阴脾经、足厥阴肝经、足少阴肾经。

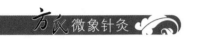

手微经络，在手指上的循行比较明显，这是因为手伏象、手伏脏四肢分布具有规律。手伏象、手伏脏的躯干区域，分布在手背与手掌上；而手微经络的循行分布，就不那么规律条理了。

二、手部解剖简介

手的解剖特点：囊括了人体所具有的各种重要组织，如皮肤、肌肉、神经、肌腱、血管、骨与关节等。手部包括手腕、手掌和手指3部分。各部以同名骨命名。从形态全息上看，手的5分支对应人体的5分支。手的3大部，对应人体的头颈、躯干、四肢3部划分。

手部表面，划分为4个侧面，即掌侧面、背侧面、桡侧面、尺侧面。又以近心侧和远心侧进行定位。

根据手部各种组织形态，大致分为软组织与手骨两类，分别叙述。

1. 手部软组织

主要由皮肤、肌肉、肌腱、神经、血管、骨膜及其他多种形态的结缔组织形成。

(1) 皮 肤

手的表面覆以上皮组织。手掌与手背皮肤有别。手掌面的皮肤厚而坚实，并附于柔软的保护性脂肪层上。皮肤由纤维索固定于深层组织，此索可防止皮肤在手握持重物时自手滑脱。手指与手掌，每个人有不同排列的皮肤细纹，称为"指纹"。在指纹的隆嵴上有汗腺开口分泌汗液。这些结构特点，都增加了皮肤与接触物的摩擦系数。指纹类型因人而异。根据各自的不同指纹，表明各人的不同生理特点，由此出现了指纹学。

手掌有几条比较恒定的皮纹：位于指间关节掌侧的横纹，称"指间横纹"。位于近节指骨中部掌侧的横纹，称"指根横纹"。位于掌指关节的横纹，称"掌横纹"。位于拇指与掌心间的斜纹，称"掌拇横纹"。在皮纹处无皮下脂肪，皮肤直接与深部结构相连。皮纹在生理学、神经学及临床实践上均有一定的意义。如某些先天发育不良性疾病，可见指间横纹消失；伸舌样痴呆患者，手掌皮纹也异常。

手背侧皮肤薄而松弛，皮下脂肪稀疏。手背无皮纹，在指背和腕背相当于关节处，可见横形张力线。

手部皮肤内有丰富的知觉小体。球形触觉小体位于汗腺开口周围。在末节指的皮肤中,每平方毫米多达 50 个触觉小体。在手指中节及近节皮下脂肪中,有卵圆形的环层小体。另外,在手的真皮层中,还有大量的传导痛、温觉的神经纤维游离末梢。

(2)肌肉与肌腱

手的肌肉依起点位置不同,大致可分为外在肌和内在肌两种。

外在肌 肌腹位于前臂,其肌腱部分止于手部诸肌,包括屈肌和伸肌。

屈肌 主要有桡侧腕屈肌、尺侧腕屈肌、掌长肌、指浅屈肌、指深屈肌和拇长屈肌等。

伸肌 手部背侧伸肌,计有伸腕肌 3 条(桡侧腕长伸肌、桡侧腕短伸肌及尺侧伸肌)、伸指肌 6 条(指总伸肌、拇长伸肌、拇短伸肌、拇长展肌、食指和小指固有伸肌各 1 条)。肌腱经过腕背,进入手背止于指骨背面。

内在肌 肌腹与肌腱包括起止点,都位于手中。包括大鱼际群、小鱼际群、蚓状肌和骨间肌 4 个肌群。

大鱼际群 共由 4 块小肌肉组成,它们是拇短展肌、拇短屈肌、拇指对掌肌和拇收肌。

小鱼际群 包括小指展肌、小指短屈肌和小指对掌肌等 3 块。此外,在手掌内侧缘皮下,有一极微薄的小肌,称为"掌短肌"。

蚓状肌 共有 4 条,其中第 1、第 2 蚓状肌,起于食指和中指指深屈肌腱的桡侧,走向这两指;第 3、第 4 蚓状肌,则起自中指、无名指和小指指深屈肌腱的相对侧,走向无名指和小指。4 条蚓状肌,分别在 4 指的第 1 节指骨的桡侧弯行至手指背侧,止于第 1 节指骨背面和指伸肌腱。

骨间肌 共有 7 条,背侧 4 条,掌侧 3 条。4 个背侧骨间肌,各起于掌骨的相对面,分别附着于食指的桡侧、中指近节的两侧、无名指的尺侧。掌侧骨间肌,分别起始于第 2 掌骨的尺侧、第 4、第 5 掌骨的桡侧,并分别止于食指第 1 节指骨基底尺侧和无名指、小指第 1 节指骨基底的桡侧。此外,各骨间肌还分别附着于指背的指总伸肌腱。

(3)神 经

手的外在肌和内在肌,主要受正中神经、尺神经和桡神经支配。

正中神经 正中神经行至前臂远端,在指浅屈肌与指深屈肌间,通过腕管至手掌，有 4 个主要分支：肌支、前臂掌侧骨间神经、掌侧指总神经、掌侧支。

尺神经　在前臂的上 1/3 处，尺神经通过尺侧腕屈肌两头之间至腕部，在腕部位置表浅并贴近尺动脉。在前臂的上 1/3 处分出肌支，在中下 1/3 处分出皮支与手掌支等终末神经。尺神经主要有 4 个分支：肌支、掌侧皮支、手背支、手掌支。

桡神经　只支配手背面桡侧和拇指背面、食指第 1 指节背面及中指第 1 指节背面桡侧的皮肤感觉。

(4) 血　管

桡动脉和尺动脉，分别经手腕桡侧、尺侧进入手掌中。其分支在掌内互相吻合，形成掌深、浅弓动脉，分布于手掌及手指的两侧。手深静脉，分别与桡静脉、尺静脉吻合上行。手背静脉网与头静脉、贵要静脉吻合。

此外，还有丰富的结缔组织和淋巴组织等。

2. 手部骨骼

手部的骨骼由腕骨、掌骨和指骨构成手部骨骼群(图 2-1)。

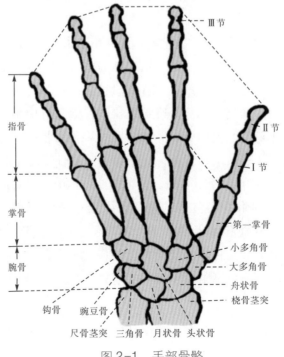

图 2-1　手部骨骼

腕骨 腕骨有 8 块，分为远心侧和近心侧两排，每排 4 块。从桡侧到尺侧依次为：近心侧，有手舟状骨、月状骨、三角骨、豌豆骨；远心侧，有大多角骨、小多角骨、头状骨、钩骨。

掌骨 掌骨 5 块。由桡侧向尺侧，分别命名为 1、2、3、4、5 掌骨。各掌骨近心端和腕骨相接。远心端和指骨相连，构成掌指关节。

指骨 指骨有 14 块，除拇指有 2 块外，其余 4 指均有 3 块。由近心端向远心端，依次命名为：第 1 节、第 2 节、第 3 节。

这些掌骨和指骨与另外数个子骨，互相以关节联结，构成手的支架，形成 5 个纵弓和两个横弓。

5 个纵弓，分别由相应的腕骨、掌骨和指骨，通过腕骨间关节、腕掌关节、掌指关节和指间关节形成。

腕横弓为各腕骨与腕骨间关节形成，其凹面向掌侧，上有坚强的腕横韧带，起自桡侧的大多角骨嵴与舟状骨结节，止于尺侧的钩骨钩与豌豆骨。掌横弓为各掌骨远端与掌深横韧带形成。

神经系统疾病造成的手部畸形，多表现为纵弓和横弓的变化。

三、手部划线与穴区命名

1. 手部划线

手部划线，是手象针定位的基础。为了准确定位，便于取穴治疗，按一定的生理标志，将手部划分出以下 11 条定位线(图 2-2)。

阴阳分线 沿手部桡侧、尺侧正中赤白肉际所划之线，也就是手掌面与手背面的分界线。手的掌面为阴，背面为阳，阴阳分线处的部位为阴阳面。

掌 I 线 在手掌面桡侧。由第 1 指尖端正中经指骨、掌骨正中，止于腕横纹桡侧 1/6 与尺侧 5/6 交际点。

掌 II 线 在手掌面偏桡侧。由第 2 指尖端正中经指骨、掌骨正中，止于腕横纹桡侧 1/3 与尺侧 2/3 交际点。

掌 III 线 在手掌面正中。由第 3 指尖端正中经指骨、掌骨正中，止于腕横纹正中点。

掌 IV 线 在手掌面偏尺侧。由第 4 指尖端正中经指骨、掌骨正中，止于腕横纹桡侧 2/3 与 1/3 尺侧交际点。

掌 V 线 在掌面尺侧。第 5 指尖端正中经指骨、掌骨正中，止于腕横

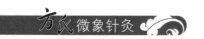

纹桡侧 5/6 与尺侧 1/6 交际点。

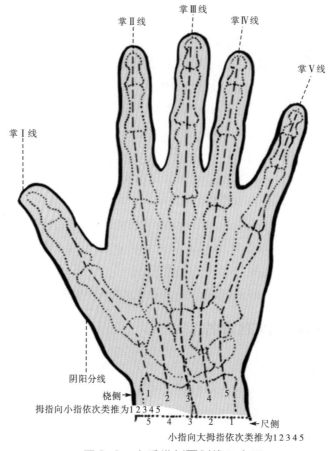

图 2-2　左手掌侧面划线示意图

背 I 线　在手背面尺侧，与掌 V 线相对。

背 II 线　在手背面偏尺侧，与掌 IV 线相对。

背 III 线　在手背面正中，与掌 III 线相对。

背 IV 线　在手背面偏桡侧，与掌 II 线相对。

背 V 线　在手背面桡侧，与掌 I 线相对。

2. 穴区的命名

通过长期的针疗实践，我们发现在手上存在 4 个刺激区，并且是 4 个非常形象规律的人体缩形。4 个针刺穴区系统，在分布特点上均具有这样的规律：代表着人体屈面的刺激点，都分布在手的掌侧面；代表着人体伸侧面的刺激点，都分布于手的背侧面。这4个人体缩形，分别排列和相互重叠于手的不同部位。

其一，头部位于中指之上，头朝着指端方位，俯伏在手背面的一具人体缩形功能区域系统。中指代表人体头颈，手背代表躯干腰背，食指和无名指代表人体上肢，拇指和小指代表人体下肢。我们将其功能穴区，命名为"手伏象"，与该区域相对应的掌面部位，称为"手伏脏"穴区。

其二和其三，是两具头朝向近心方位、分布在手背面的尺侧与桡侧的人体缩形系统。因为它们的图像恰好与手伏象分布方向相反倒置，所以称其为"手倒象"穴区。与"手倒象"相对应的掌面部位，称为"手倒脏"穴区。这两个穴区，一个位于手的桡侧，命名为"桡倒象""桡倒脏"；另一个在手尺侧，命名为"尺倒象""尺倒脏"。

其四，由手桡侧向尺侧依次为头颈至躯干下肢，横向排列在手背上的人体缩形系统。因为它不像手伏象、桡倒象、尺倒象纵向排列在手背上，而是横向排列在手背上的人体缩形系统。所以，称其为手"横伏象"穴区。与该区域相对应的掌面部位，称为手"横伏脏"穴区。

第三节 穴区的定位与主治

一、穴区的定位

手象针穴区，主要是由手伏象、手伏脏、桡倒象、桡倒脏、尺倒象、尺倒脏、横伏象、横伏脏8部分组成。各部分详细定位如下：

1. 手伏象

手伏象是人体的整体缩形。功能刺激区位置的确定，是实践的归纳、传统医学的运用与人体全息理论的综合。同头皮部伏象一样反映着我国"天人合一"的思想，并按"九宫八卦"的知识来划分。

在左手上，背Ⅱ线尺侧手背面，为左手伏象穴区系统的左半侧躯体。反之，桡侧为右半侧躯体。在右手上，背Ⅱ线尺侧手背面，为右手伏象穴区系统的右半侧躯体。反之，桡侧为左半侧躯体（图2-3，图2-4）。

(1) 头 颈

位于中指各节背侧面。由指端至第3掌指关节，依次为头顶、后头和

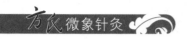

项部。以头项的正中沿着背Ⅲ线左右两侧对称分布。

（2）躯　干

在第3掌骨的背侧面，以躯干正中沿着手背Ⅲ线左右对称分布。掌指关节相当于颈胸椎之交界（大椎穴）处，掌腕关节相当于尾骶骨（长强穴）处，第1、第5掌骨，相当于骶骨的左、右侧骨盆。躯干划分为3段，即背、腰、臀3部。背部约占3/7，腰部占2/7，臀部占2/7。

（3）上　肢

左右上肢，在两手上分布的位置基本相同。但两手上各自所代表着手伏象的左右上肢恰好相反而又重合。

左上肢，在左手上是无名指的部位，在右手上是食指的部位。

右上肢，在右手上是无名指的部位，在左手上是食指的部位。

第2、第4掌指关节处，相当于肩部；指端，相当于手指。Ⅰ与Ⅱ指节间关节处，相当于肘部；指Ⅰ骨节，相当于上臂；Ⅱ与Ⅲ指节间关节处，相当于腕部；指Ⅱ骨节，相当于前臂；指Ⅲ骨节，相当于手部。

（4）下　肢

两手部位上所代表手伏象的左右下肢，刚好交叉相反，而又相互重叠。

左下肢：左手上是小指，右手上是拇指。

右下肢：左手上是拇指，右手上是小指。分别沿手背Ⅰ、Ⅴ线对称分布。

髋部，分别位于拇指、小指掌指关节处。拇指Ⅰ、Ⅱ节间关节处，相当于膝部；指Ⅰ骨节，相当于股部；Ⅱ、Ⅲ节间，相当于踝部。但拇指是两个节，第Ⅲ节不明显，故踝部定在指甲根部。指Ⅱ骨节，相当于胫部。小指Ⅰ、Ⅱ节间关节处，相当于膝部；Ⅰ骨节相当于股部；Ⅱ、Ⅲ节间关节处，相当于踝部；指Ⅱ骨节，相当于胫部；指Ⅲ骨节，相当于足部（图2-3，图2-4）。

2. 手伏脏

手伏脏与手伏象以阴阳分线为界。二者结合，构成一个人的整体。即手伏脏为手伏象整体缩形之屈收面，是内脏在手掌面反应区域的定位。其部位基本与手背面伏象穴区相互对照（图2-5，图2-6）。

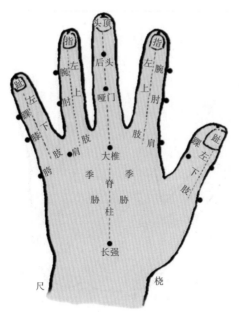

图2-3 左手背伏象部位示意图

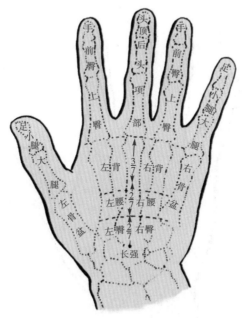

图2-4 右手背伏象部位示意图

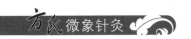

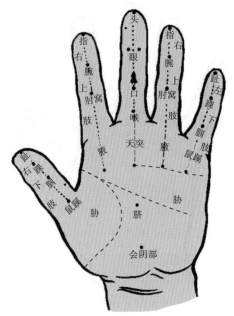

图2-5 左手掌伏脏部位示意图

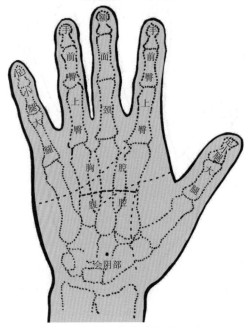

图2-6 右手掌伏脏部位示意图

（1）头　面

位于中指各节的腹侧面。由指端至掌指关节，分别为头额、眼睛、鼻、面、舌、颈、咽喉至掌指关节（天突穴）处。以前额正中，沿掌Ⅲ线左右对称分布；指Ⅲ节的指腹，相当于头额，Ⅲ指缝为眼；指Ⅱ节的腹侧，相当于鼻面；中缝，相当于口舌；指Ⅰ节，相当于颈项、咽喉。

（2）胸　腹

在第3掌骨的掌侧面，以胸腹正中线，沿着掌Ⅲ线左右对称分布；掌指关节正中，相当于天突穴；心，在第4掌骨桡侧；距掌指关节约1厘米处；心包，在心的外围；肺，分布在"胸腔"两侧，从第2、第3掌骨之间距掌指关节约1厘米为右肺；在第3、第4掌骨之间距掌指关节约1厘米为左肺；食管，在第3掌骨从掌指关节至掌横纹正中；膈，掌横纹为横膈；脾，在第4掌骨掌横纹下缘；胃，在第3掌骨的掌横纹下缘；右肾，在大鱼际正中内侧缘；左肾，在小鱼际正中内侧缘；在大、小鱼际内侧缘交点至腕横纹中点，依次为肠区、膀胱、子宫和外阴。

（3）上、下肢

分布区域，为手伏象相应部位的屈侧面。

3. 桡倒象

它是人体的整体缩形，在手背面桡侧第1、2指骨，第1、2掌骨，手舟状骨，大多角骨和桡骨茎突之上的反应功能区域。因为反应系统的头部位于手的近侧面，与分布在远心侧的手伏象头部呈倒置，故称为"桡倒象"。桡倒象，是沿着手背Ⅴ线、Ⅳ线分布的（图2-7，图2-8）。

在左手上：背Ⅴ、Ⅳ线的尺侧为桡倒象躯体的左半侧部位。反之，桡侧为右半侧部位。

在右手上：背Ⅴ、Ⅳ线的尺侧为桡倒象躯体的右半侧部位。反之，桡侧为左半侧部位。

（1）头　部

沿着背Ⅴ线的延长线分布于桡骨茎突之上。头部宽在背Ⅳ线与桡侧阴阳分界线之区域。头部长是宽的一倍半。

（2）颈　部

沿着背Ⅴ线，分布于手舟状骨和大多角骨之上，由近心侧面向远心侧

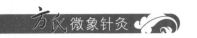

面依次为颈椎Ⅰ~Ⅶ。

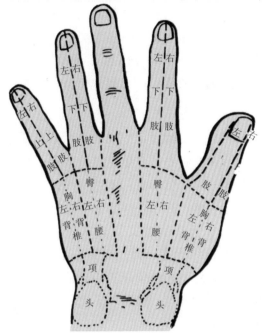

图 2-7　左手背面"桡倒象""尺倒象"部位示意图

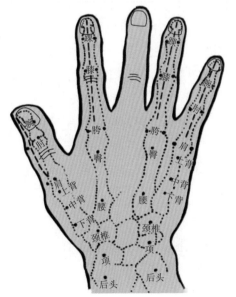

图 2-8　右手背面"桡倒象""尺倒象"部位示意图

（3）躯　干

分背部、腰部和臀部。

背部：位于第 1 掌骨之上，以后背脊柱正中沿着手背 V 线分布。由近心侧向远心侧依次为胸椎 XII ~ I。背部，可再划分为上、中、下 3 段，各区段占纵长 1/3。

腰部和臀部：位于第 2 掌骨之上，以腰、臀正中沿背 IV 线分布，由近心侧向远心侧依次为腰椎 I ~ V、骶骨、尾骨。腰部、臀部各占纵长 1/2 区段。

（4）上　肢

左上肢：在左手上，位于背 V 线的尺侧面。在右手上，位于背 V 线桡侧面。

右上肢：在左手上，位于背 V 线的桡侧面。在右手上，位于背 V 线尺侧面。左肩、右肩、肘、腕部，分别位于拇指的掌指关节、I 与 II 节间关节和指甲根部的两侧部位。

（5）下　肢

左下肢：在左手上，位于背 IV 线尺侧面。在右手上，位于背 IV 线桡侧面。

右下肢：在左手上，位于背 IV 线桡侧面。在右手上，位于背 IV 线尺侧面。左右髋、膝、踝部，分别位于第 2 手指的掌指关节、I 与 II 节间关节和 II 与 III 节间关节。

4. 尺倒象

它是分布在手背尺侧，即无名指和小指，第 4 掌骨、第 5 掌骨、钩骨和三角骨之上的功能区域。该穴区在手上恰好与桡倒象部位大致相似。

在左手上，尺倒象人体缩形之左半侧躯体，分布于手背 I 线、背 II 线的尺侧区域。

在右手上，手背 I 线、背 II 线尺侧区域，为尺倒象右半侧躯体。反之，桡侧区域，为左半侧躯体。

（1）头　部

位于两手背面尺骨茎突之上，其头部长是宽的一倍半。

（2）颈　部

位于钩骨与三角骨之上，由近心侧向远心侧依次为颈椎 1~7 的部位。

（3）躯 干

背部，位于第5掌骨之上，分上、中、下3部，各占1/3。腰、臀部，位于第4掌骨之上，腰部、臀部各占纵长1/2区段。

（4）上 肢

左右两上肢，分布于小指的两侧。以手背Ⅰ线为界。肩部，位于掌指关节；肘部，位于Ⅰ与Ⅱ节间关节；腕部，位于Ⅱ与Ⅲ节间关节。

（5）下 肢

左右下肢，分布于无名指的两侧，以背Ⅱ线为界。髋部，位于掌指关节；膝部，位于Ⅰ与Ⅱ节间关节；踝部，位于Ⅱ与Ⅲ节间关节。

5. 桡倒脏

桡倒脏和桡倒象结合为一个整体系统。桡倒脏为桡倒象整体缩形之屈收面，功能区域在手掌侧面。二者以阴阳分线为界，沿掌Ⅰ、Ⅱ线分布，位置基本与手背面桡倒象部位相对应（图2-9，图2-10）。

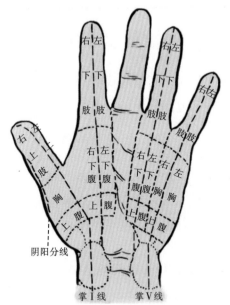

图2-9 左手掌面"桡倒脏""尺倒脏"部位示意图

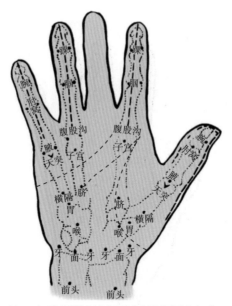

图 2-10 右手掌面"桡倒脏""尺倒脏"部位示意图

6. 尺倒脏

尺倒脏为尺倒象整体缩形之屈收面，功能区域在掌侧面。二者以阴阳分线为界，沿着掌Ⅳ、Ⅴ线分布。部位基本与手背侧面尺倒象部位相对。

7. 横伏象

它是分布在桡骨茎突，大多角骨、手舟状骨之上，第 1、2、3、4、5 掌骨之间，第 2、5 指骨之上的反应功能区域。因人体缩形系统是从手桡侧向尺侧依次为头至躯干横伏在手背上，故称为"横伏象"（图 2-11）。

在左手上，为同侧横伏象的左半身躯体。

在右手上，为同侧横伏象的右半身躯体。

（1）头颈部

头部，分布于桡骨茎突之上；颈部，分布于手舟状骨与大多角骨之上；额部，位于第 1 掌骨、第 2 掌骨和大多角骨交点上；鼻点，位于第 1、第 2 指指蹼，赤白肉际处。第 1、第 2 掌骨之间，鼻点至额点为面部。面部中点为眼点。耳点，位于第 2 掌骨远心桡侧小骨下。

（2）背 部

位于第 2、第 3 掌指关节前缘，食指与中指指蹼缘稍后，赤白肉际

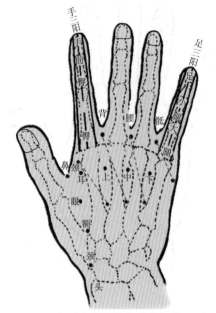

图 2-11　右手背面"横伏象"部位示意图

上方。

（3）腰　部

位于第 3、第 4 掌指关节前缘，中指与无名指指蹼缘稍后，赤白肉际上方。

（4）骶髂部

位于第 4、5 掌指关节前缘，无名指与小指指蹼稍后，赤白肉际上方。

（5）上　肢

食指背侧面，第 1 指节为上臂，第 2 指节为前臂，第 3 指节为手。食指的伸屈面与同侧的上肢屈伸面相融合。不难看出，手三阳经，在食指伸侧面的分布，从手食指桡侧向尺侧依次排列为手阳明大肠经、手少阳三焦经、手太阳小肠经。

（6）下　肢

小指背侧面，第 1 指节为股，第 2 指节为胫，第 3 指节为足。小指的屈伸面与同侧面的下肢屈伸相重合。所以，足三阳经在手小指伸侧面的分布，从桡侧向尺侧依次排列为足阳明胃经、足少阳胆经、足太阳膀胱经。

（7）其　他

上、中、下部，分别位于第2、3、4、5掌骨之间，指蹼赤白肉际至腕掌关节之"中点"与面部"眼点"共4穴为一组。此组穴，有很好的醒脑开窍和明目清神作用。

8. 横伏脏

横伏脏和横伏象结合为一个整体系统。横伏脏为横伏象整体缩形的屈收面，是内脏在手掌面反应区域的定位。其部位，基本与手背面横伏象穴区相互对照（图2-12，图2-13）。

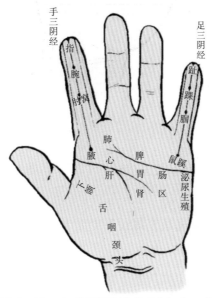

图2-12　左手掌面"横伏脏"部位示意图

（1）头颈部

位于第1、第2掌骨掌侧面指蹼赤白肉际鼻点，向掌侧面近心侧，依次为下颌、舌、咽、颈、头，止于桡骨。

（2）胸腔区

第2、3掌骨之间，两掌指关节间为肺；掌横纹之上为心，下为肝。

（3）胃　区

第3、4掌骨之间，掌横纹上为脾，下为胃，掌纹下1厘米为肾。

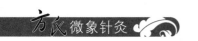

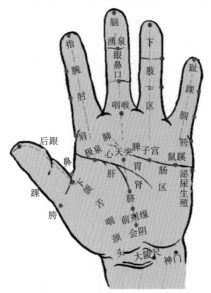

图 2-13 左手掌面"横伏脏"部位示意图

(4) 肠 区

第 4、5 掌骨之间，掌横纹至横纹下 1 厘米为肠区。

(5) 泌尿生殖区

第 5 掌骨尺侧，手掌横纹至横纹下 1 厘米为泌尿生殖区。

(6) 上 肢

屈收面手三阴经，在手横伏脏上肢，手食指的屈收面，从桡侧向尺侧排列，依次为手太阴肺经、手厥阴心包经、手少阴心经。

(7) 下 肢

屈收面足三阴经，在手横伏脏下肢，手小指的屈收面，从桡侧向尺侧排列，依次为足太阴脾经、足厥阴肝经、足少阴肾经。

二、穴区的主治

手伏象、桡倒象、尺倒象、横伏象，为运动神经的功能反应区，主要管理和调节全身的运动。因手具有丰富的神经支配、复杂的肌肉分布和精细的运动功能，以及经脉起始部位对全身的影响，故称之为"末梢运动中枢"。在临床上，对于全身的神经系统、血管系统和运动系统疾病的疗效都比较显著。因此，主治全身神经系统、血管系统和运动系统的疾病，及其所代表的人体伸面、背面部位的疾病。

手伏脏、桡倒脏、尺倒脏、横伏脏为感觉神经的功能区域，具有管理和调节全身感觉的功能，故称之为"末梢感觉中枢"。临床上，除了一般痛觉、触觉、温度觉之外，还有实体觉和内脏感觉。因此，主治全身皮肤感觉、深感觉、浅感觉与内脏感觉的疾病，以及所代表的人体屈面胸、腹部位疾病。

第四节　手象针的应用

一、取穴与配穴

手象针的取穴，要根据经络的传导、脏象学说的理论，以及手部各"脏""象"穴区之不同作用与功能，通过详审病情，辨证立方，选定主穴，合理配穴，深浅适宜，灵活施针。

手部的针感强烈，反应灵敏，取穴要求位准、针少、刺激强，一般 2～3 个穴位就够了。病位局限时，亦可只取 1 针。尽量做到少而精。病情需要时，亦可适当增加。

准确地选取针刺部位，是取得治疗效果的一个重要环节，因为手部功能分工精细，穴位布局稠密，几个"脏""象"穴区各具特点，而又相互重叠。各穴区之间，有功能的共性，又有个体的特性。所以，治疗时，如果选取的部位不够精确，就收不到应有的效果。手象针止痛迅速，效果优异，如果治疗效果不好，则需要检查所取之点是否正确。例如，对一肩部疼痛的患者，根据疼痛使其上肢前抬、外展、旋前、旋后动作出现不同程度障碍的具体情况，可以选定手象针肩部周围的上、下、左、右、内、外、中、旁各个相应刺激点，灵活取穴，治疗收到的效果就比较理想。

1. 取穴方法

相应取穴：就是根据人体病变发生的部位，在手象针"脏""象"缩形区域相应部位上取穴治疗。相当于传统针灸的"阿是"取穴法。如腰部有病，取手伏象，或尺、桡倒象，或横伏象的腰部；胃部疼痛，取手伏脏或尺、桡倒脏，或横伏脏的胃部。又如手伏象穴区，在右手大拇指代表的是人体右下肢，环绕着手指的一圈，即整个下肢的一圈。手指的背面，为下

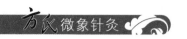

肢的伸面部位；手指的掌面，为下肢的屈收面部位；指桡侧面，为下肢外侧面；指尺侧为内侧面。只要能明确下肢病变在何面何处，便可选定手指上的相应区域代表部位之所在。

仿体取穴：仿体取穴是模仿传统体针的多种取穴方法，在手象针"脏""象"部位上，按照手微经络的运行和分布，精细运用、集中施治的特殊方法。如少腹疼痛，可以用针刺"手伏脏"相应腹痛部位，还可以循经取其下肢的"三阴交"部位。左肩有病，可取"桡倒象"的左肩相应部位，也可在"桡倒象"右肩针刺(左取右，右取左，交叉取穴)，还可取其"髋关节"部位(上病取下，下病取上，对应取穴)。"象"侧部位的病，取"脏"侧；"脏"侧疾病，取"象"侧(前病后取，后病前取，阴病取阳，阳病取阴)。左腕有病取右踝，左踝有病取右腕(同经异穴，米式交叉)。

同侧取穴：同侧取穴包含两个方面的内容，其一，哪一侧有病，就在哪一侧的手部选穴治疗；其二，在"脏""象"部位的相应病侧上选穴。如左侧肢体有病，取左手伏象或右手伏象的左侧肢体相应的区域部位。

对侧取穴：对侧取穴也包含着两方面的内容，一是在患病对侧手部选穴治疗；二是在(左或右)手"脏""象"部位的相对病侧上交叉取穴。

2. 配穴方法

手伏象—桡倒象—尺倒象—横伏象穴区之间的相互配用法：凡是"象"侧穴区，皆主治人体伸侧部位疾病。如腰痛，取其"象"区部位第2、4掌骨侧的腰部区域治疗。效果不理想时，可配用尺倒象或桡倒象腰部区域治疗。如左侧腰痛，取左手伏象第2、4掌骨的腰部区域。效果不佳时，取横伏象同侧手部第3、4掌骨之间，中指和无名指的掌指指蹼中间，赤白肉际稍后的"腰部"穴位。用1~1.5寸针，向近心方向纵刺时，往往效果优异。

手伏脏—桡倒脏—尺倒脏—横伏脏穴区之间的相互配用：凡是手掌面的"脏"区，皆有主治人体屈侧部位疾病的作用。如胆囊炎患者，针刺某"脏"区胆囊区域后，仍不能控制其疼痛时，可配合其他"脏"区胆囊部位，以加强疗效。

手"脏"与手"象"穴区的相互配用："脏""象"结合，才是一个完整的机体。所以，各部功能密切相关。根据"脏""象"穴区代表部位的各种功能，还应灵活地相互配合选用。如伸手这个动作，体现了伸指肌和屈指肌协同活动的过程。若要促使瘫痪患者的手指张开，应首先选取手背面"象"

区相应部位，同时再配用掌侧的"脏"部区域。又如左侧腰部扭伤，选取左侧手伏象的腰部，不能完全止痛时，再配合大鱼际手伏脏穴区，往往可立即完全止痛。

左手与右手穴区的相互配合：视病情所需，左右手可以同时取穴，也可轮番配用。

手伏象—桡倒象—尺倒象—横伏象的重查应用：手伏象和桡倒象、尺倒象部位上下肢区域重叠，所以，在取穴时，可运用上下肢双重功用，取穴少而精。如食指在手伏象穴区中代表上肢，也代表横伏象穴区的上肢，而在桡倒象穴区中代表下肢。因此，如上下肢疼痛时不宜多针，在食指上取穴治疗即可。左侧患病，取左食指；右侧患病，取右食指。又如手伏象穴区中无名指代表上肢，小指代表下肢；尺倒象中无名指代表下肢，小指代表上肢，介于上下肢的双重作用。坐骨神经痛取第4、5掌骨之间，无名指和小指指蹼赤白肉际上方稍后骶髂穴进针，向近心端纵刺1针，效果就很显著。

手象针也可与足象针、头皮针和体环针等配合应用。将头、手、足三者穴位配合应用效果更佳，可统称为互补配穴。

二、手象针的临床特点

在临床实践中可以发现，手象针治病，不但与其他针灸疗法类似，针后均可出现各类不同程度的体征变化及针感反应现象，还有着自己的反应特点与规律。

1. 疗效迅速

一般在针后的几分钟甚至在几秒钟以内，患者症状及主要生理指标，均可见明显好转。有的确有针到病除的效果，特别是在止痛、解痉、降压、抗休克、急救等方面，起效更为迅速。

2. 双向调节

手象针临床治疗作用的基本规律是双向调节作用。如血压高者，针后可使血压降低；血压低者，可使之升高。如，胃痉挛与胃弛缓，高血糖与低血糖，心动过速与心动过缓，便秘与便溏等，均可看到有这样的调节反应，说明针刺的调节作用是多方面的，但又取决于机体的病理状态。

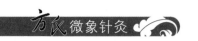

3. 调神作用

手象针具有很好的醒脑开窍和明目清神作用。对于休克、脑血管意外、癔症、癫病等疾病患者的神志、意识恢复，治疗效果非常显著。

对于长期有失眠、多梦、头昏脑涨、神怠、体倦的神经衰弱患者，针刺后，患者都感觉头脑清醒，精神爽快，全身轻松，继而嗜睡、失眠逐渐好转至痊愈。

4. 感传现象

在针刺手部"脏""象"部位时，除可出现局部的穴位针感外，还可见肢体颤动及抽搐、发麻等多种针感向其他部位传导的现象。通过对300余例风湿病患者的治疗观察，发现在针刺时，患部立即出现发热感觉的病例占总例数85%以上，起针后才出现发热者占10%左右。

对其他一些疾病治疗观察，各种针感反应也屡见不鲜。所出现的各种针感性质，似与患部的病变性质有关，如截瘫、小儿麻痹症患者，在针刺时感觉患部发热；脊椎结核、带状疱疹患者则感觉患处发凉。

针感传导，一般为两种形式：一种，先由手部穴位处开始，然后，向上经臂过肩至躯干，再上行头面，或下行躯干、下肢，或传向对侧上下肢部位；另一种，是针感先起于(无论与手部相近或远隔)病灶处，继而再从该部向其他邻近或远距离部位传导。

曾有一例坐骨神经痛患者，每当针刺"桡倒象"相应"环跳"穴位时，患者就自觉有一股热"气"，从其臀部向下经大腿前面(伸面)膝部传至足背部，最终从五个足趾末端泻出，热"气"所传导之处，疼痛、酸困等症状消失。这些所谓"经络"感传现象及实例，在临床上不胜枚举。通常针感反应，多在与所针刺手部的同侧身体上出现，而以患侧肢体或患部感传最为显著。感传途径，许多和传统"经络"路线大致相符。但是，临床上人们还发现了很多新路径，并且在感传反应过程中，还伴有舒畅、轻松等感觉及个别患者肢体不自主颤动的现象。

总的来说，以上几种主要反应明显者，预后效果较佳；反应不明显者，多数效果较前者为差。但是，也要与具体病情以及个体差异等方面结合起来考虑。无反应的病例，可能主要与以下四种因素有关：

·个别个体对针刺敏感性较差，反应迟钝。

·患者病情较重或复杂。必须详细分析制订取穴方案，以及坚持疗程。

　　·取穴不准确。需要进一步明确针刺部位，适当改变针向，调试针尖部位，力求达到最佳刺激点。

　　·刺激强度不够。应酌情变换针刺手法，增加或补充刺激量。

第三章　足象针

第一节　足象针概述

"足象针"简称"足针"，它是以足部的穴位为主，治疗周身疾病的方法。在方氏针灸体系之中，足部的相关穴位，在足部集成为特定的人体缩影模型。按照"头皮针"的理论体系，分别以"脏"与"象"命名。所以，在方氏针灸体系中的足部治疗区，就被命名为足象针。"足象针"也是方氏"微象针灸"的重要组成部分。

"足象针"的产生，是与"手象针"同期在 1973 年才首次推出。"足象针"的产生是比附"手象针"的产生而发展起来的针灸治疗体系，也具有方氏针灸体系中效果明确、止痛迅速、易学易用、简便安全的特点。

足是人体的四端之一，具有重要的感知作用。一方面，行走坐卧是人体运动的根本。另一方面，足部对压力的感知与调控，则对人体保持运动平衡具有重要作用。

从全息理论看，手足处于人体的四端，具有独立的形态结构与功能特点。特别是手与足具有极高的比附特征。这些特点，相合于"全息生物学"的规定。所以，在人体的手足部位出现类似于全身投影的穴位刺激区，是完全可以想象的。基于与"头皮针"同样的理论，在"手象针"与"足象针"体系中，也表现出超脱于"全息生物学"原理的特征。即手象与足象并不是简单地显化出身体的投影，然后按图索骥进行治疗，而是几个不同的"脏"与"象"相互穿插、交织在一起。在具体治疗时，则须慎思明辨，诊断明确，精选穴位，才能取得最佳的治疗效果。

从传统经络的角度看，手足部位又是人体经络密度最高的地方。手三阳经的起点皆起于手部，手三阴经的止点皆止于手部；足三阳经的止点皆止于足部，足三阴经的起点皆起于足部。传统体针之中的五俞穴上不过肘、下不过膝，皆以手足部位为主。每一条经脉的五俞穴，"井荥（俞）原经合"，皆与"金木水火土"五行相配；进而比附于五行脏象系统，从而表达出"全息生物学"意蕴。所以，以手足部位为基础的"手象针""足象针"体系，本身也收纳了传统经络穴位体系对人体的调控与治疗作用。

第二节　足象针的基本理论

既然足象针的形成与发展是比附于手象针而发展起来的，则足象针的理论与认知就会与手象针有着极大的相关性。

一、从手象针到足象针

由于人类在劳动方面的长期选择和作用，相应地人体本身也得到了进化变异，手和足的形状随着功能不同，出现了一些差异，以适应新环境的需要，逐渐产生了跗骨巨大、跖骨呈弓隆又粗长、趾骨变短等一系列适应性进化现象。然而，生物体最早适应生存的形态特征，是生物进化的基础。人类的手与足，虽已远非类人猿的 4 只脚，但通过遗传，现代人的手、足仍然保持着原始的共同生理形状。如趾骨与指骨、跖骨与掌骨、跗骨与腕骨的骨骼形态，都保持着原始的生理形态特征。单从手足部位的骨骼关节形态特征对比中，就可以说明生物体的遗传性对手足及全身各部发育和进化过程的影响，说明部位特征之间的相似现象，共同来源于遗传物质的特性及胚胎发育的规律，即它们之间的同源性质。由于生理形态的同源性，千百年来在传统的针灸疗法中已被人们所重视，手与足的形态相似，功能类同。一般认为，手和足属同源、同级、同功全息元。

那么，手、足这种在遗传特征及胚胎发育方面保持下来的同源规律，对于微型针灸体系的分布，有没有相同的规律可循呢？我们一开始发现手象针穴位存在于手部的同时，就联想到了足部穴位存在及其分布规律的可能性。在以往针刺足穴治病的基础上，通过进一步的临床验证，结果发现：针刺足部与手部的每一个相同的遗传特征部位，它们的作用部位基本上是一致的。也就是说，相似特征部位上所代表的脏器或部位，大致上是相同的。如手伏象中大拇指代表的是人体下肢部位，而足的大拇趾也是下肢的反应部位。

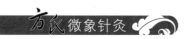

这样，根据手足所存在的遗传特征，把手象针中的手伏象穴区部位运用到足部相似特征的部位上，进而发现并证实了与手象针相似的 4 个人体缩形的反应区域。针刺足部这些"脏""象"部位，或区域内的各个反应穴位，可以用来治疗全身各部位的疾病。依照手象针的来源和命名，将其定名为"足象针"疗法，或简称为"足针"。

二、足象针的穴区定位与主治

由于足象针是在手象针的基础上发展起来的，所以，二者在穴位分布规律和定位上大同小异。如"足伏象"穴区与"手伏象"穴区相似；"胫倒象"与"桡倒象"相似；"腓倒象"又与"尺倒象"相似等。但手、足的"脏""象"穴区之头部定位稍有区别：足针"胫倒象"头部位置是在足舟状骨与第 1 楔状骨近侧 1/2 面之上；而手针"桡倒象"的头部，则是位于腕背面桡骨茎突之上。足针"腓倒象"穴区的头部，位于骶骨之上；而手针"尺倒象"穴区之头部，则是在腕背面尺骨茎突之上。

足象针穴区各部定位，参阅图 3-1 至图 3-4。作用、主治、取穴、配穴，操作方法与注意事项等参考手象针。

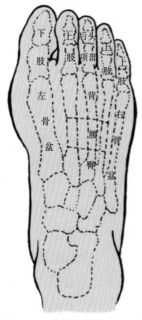

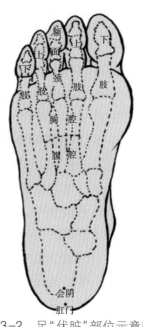

图 3-1　足"伏象"部位示意图　　图 3-2　足"伏脏"部位示意图

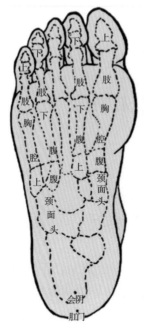
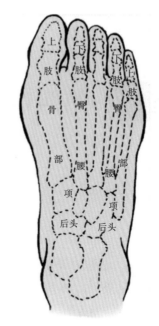

图 3-3 足 "胫倒脏" "腓倒脏"　　图 3-4 足 "胫倒象" "腓倒象"
　　　　部位示意图　　　　　　　　　　部位示意图

第三节　足象针的临床应用

因为足部的痛感较明显，所以，足象针的选穴宜少而精。而选穴方法，则类似于头皮针与手象针。

通过同侧与对侧两种取穴法的对比，发现同侧取穴疗效优于对侧取穴的疗效。因而，在临床上多采用同侧取穴的方法。

一般情况下，临床上多采用相应取穴法。在此基础上，应用更为精确的仿体取穴，亦可收到同样或较好的效果。不过仿体取穴法较相应取穴法难于掌握。

第四章　体环针

第一节　体环针概述

"体环针"，也称为新型体针。体环针是方云鹏主任于1976年正式推出的一种新型针灸治疗体系，当时是将这种疗法作为对全国科技大会的献礼而公开出来的。这个体系是对微型针灸穴区的升华与系统化研究。通过体环针体系，将不同的微型针灸体系联通为一个更完善更大的整体。

这个针灸体系的形成，首先来源于传统针灸体系中，十二经脉对人体纵向分割的特征；其次来源于胚胎发生学，对人体组织形成规律的知识；还与现代医学中神经解剖学的观点有着密切的联系。体环针的提出，提示了人体所存在的一种新的径路传导系统，是一种自成体系的新疗法。此法既不同于传统的针灸，又保持了针灸治病的特点；既不同于神经节段支配的联系内容，却又建立在神经功能的基础上。

体环针的认知关键在于对体环的认识。针疗实践证明，人是一个完整的机体，并且处于动态平衡状态。由于遗传特性和胚胎发育的规律，人体的左右、上下、前后具有对称性，相对称的穴位具有类似的功效。全身的上下、左右各部分，都能反映整体的全部信息，针刺各部独立的部分，都能治疗全身疾病。那么，联系全身左右、前后、上下的通路是什么？体环针体系认为，人体各部深浅不同的组织内，密布着无数相同功效的刺激点。这些刺激点规律地、并列有序地纵贯于机体，而成为线状（带状或区），于体表广阔处散开，于狭窄处拢合。这些敏感线（或效应线）彼此衔接，移行过渡，以通达表里，贯通全身。它们大部分类同于经络的循行线，而又非完全依赖于经络循行方向；而是自成为人体各部、各器官的生理病理功能反应线（或径路）——体环线。因为人是一个有机的整体，各部位又因功能的差异，而分为许多相对独立的部分，体环线则把全身各个部位贯穿联系起来，构成了许多相对独立部分的微型针灸体系的通路。体环线统贯全身，有环无端，不受微型针灸体系的限制，所以，取穴多顺环线径路。体环线体现了各微型针灸系统分工、合作的整体性，揭示了全身穴位按胚胎发育定型分布的新规律，提出了新型针灸体系的新见解。体环针的研究刚刚开始，尚需借助于现代自然科学的新技术，需要多学科的配合与协作，以及大量临床实践的验证观察。

第二节　体环针的基本理论

体环针的特点是强调人体的阴阳分界。在传统经络体系之中，足阳明胃经运行于胸腹部和面部，而手阳明大肠经、足太阳膀胱经、足少阳胆经等皆行于面部，是为阳脉行于阴部。而体环针的循性线则严格遵循阴面的穴区循行与阳面的穴区循行完全分离的特点，表现出独有的认识模型。

体环的传导路径，不全是经络针感路线的体表描记，也不局限于神经节段支配的范围联系之内，而是在中西医理论的基础上进一步发展完善起来的，是对整体与部分之间发生联系的传导结构的新认识、新体系。

我们知道，人体表面的阴阳分割以屈为阴，以伸为阳。所以，人体的躯干部分表现为前为阴后为阳，而下肢部分则表现为前为阳后为阴。为了表述清楚，文中对于体环的表述是分部位进行的。现将体环针的基本内容给予介绍。

一、身体分部与肢体分面

1. 身体的部位分割

在人体的肩关节和髋关节处，各划一剖断线，分别称为肩分线和髋分线。通过肩分线和髋分线，将整体划分为：①躯干（包括头、颈部分）；②左上肢；③右上肢；④左下肢；⑤右下肢。下述之"肢体"，皆指四肢与躯干的通略简称。

划分肢体肩、髋分线的部位是：

肩分线：其在前，为胸大肌、三角肌间沟；在后，为通过胸大肌、背阔肌和大圆肌各下缘的连线。

髋分线：其在前，为腹股沟韧带；在后，为髂前上棘与骶骨上缘连

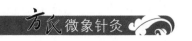

线，内侧过会阴之间。

2. 躯体的阴阳分面

人体划分为五部分肢体后，便可发现各部肢体分面。肢体分面的原理与细胞学、胚胎发育定型规律有相同之处。人体各部间，不仅在形态结构和生理功能上是相互依存、相互作用、相互联系、相互协调的关系；在人体内部与外界之间，也是依靠条件、创造条件、战胜困难和不断进化的过程。因而说，对立统一是贯穿整个人类发展的根本规律。

肢体分面，就是根据这一法则向前追溯到细胞时期的胚胎发育定型规律。这种相对关系，按照现代人体的形态和标志，将人体各部分分别划分为两个相对面，即肢体前面和后面，或称阴面与阳面。肢体阴面与肢体阳面的相互分界线称为阴阳分界线。阴阳分界线左右的面积称为阴阳面。

肢体阴面与阳面的归属：

阴面：指躯干、上肢、下肢的屈侧面（F）。

阳面：指躯干、上肢、下肢的伸侧面（m）。

阴阳面：指躯干、上肢、下肢的屈侧面与伸侧面交界的部位（N）。（N）是阴阳交错最明显的一面，在图上只描绘为阴阳分界线。

各肢体阴阳分界线的定位（图4-1）。

躯干：由头顶矢状缝正中点左右向下，过两耳孔，沿颈侧，经肩峰后缘、腋窝后缘，达于大转子。

上肢：由第3指端向两侧，循沿各指，掌尺、桡侧赤白肉际，上经尺骨茎突、桡骨茎突，再向上过肱骨内、外髁，终止于腋窝前缘和腋窝后缘。

下肢：由第3趾端向两侧，循沿各趾，踝部胫、腓两侧赤白肉际，过内踝与外踝；向上，经股骨内髁、股骨外髁，内侧线绕外向上，止于大转子；外侧线绕内向上，沿股二头肌髂胫束间隙、臀大肌后下缘，止于尾骨尖。

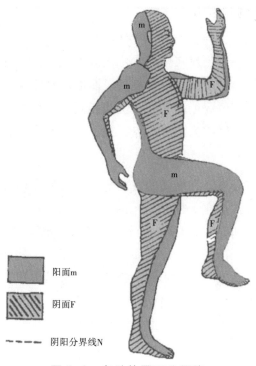

阳面m

阴面F

- - - 阴阳分界线N

图 4-1 各肢体阴阳分界线

二、穴区带的概念

人体是一个有机组合的整体。体表—内脏、躯干—四肢的功能互相关联，各组织之间、局部与整体之间联系密切。当机体某部发生病变时，可影响到整体；而整体的变化，又可在局部上反映出来。

人们通常把肢体的各种特异功能现象归纳为点、线、带、区及其他形式。凡是具有敏感反应性质的部位，称之为敏感点、敏感线、敏感带、敏感区等。凡是对于刺激所引起的效应过程中，起着优良传导作用的部位，称之为传导点、传导线、传导带、传导区等。肢体上的传导路径，是指各种(物理性和化学性)非特异性刺激作用于人体后发生效应的途径。刺激效应传导路径，在形式上大致划分为5种类型：①点；②线；③带；④区；⑤其他。这5种类型的传导路径，组成了整个新型体针——体环针体系——最基本的联系结构。

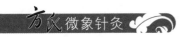

1. 从穴位点到穴区带

所谓的穴位点，即指具体治疗疾病时所使用的穴位。体环针体系认为，在治疗中的每一个治疗穴位与穴位之间是移行而无缝的。具体穴位的定位，则与疾病的位置及性质密切相关。而治疗具体疾病的每一个穴位互相联系，就会形成穴位线。相邻的穴位线相互合并就会形成治疗带，进一步还会形成治疗区。简称为治疗的点、线、带、区及其他。

(1)点

指敏感点和传导点。在疾病的发展与消减过程中，肢体各种病理的阳性反应，以点的形式存在十分常见。酸、痛、困、重、麻、冷、热等敏感点的性质，临床上所见，以痛者为多。"以痛为腧""对症施治"的原则，就是这些敏感点帮助诊断、治疗疾病的实际应用。某处病变发生，往往会在肢体上出现不同类型、数目不等的敏感点，包括出现于局部的自发性疼痛，或是经过检查而发现的压痛、过敏、皮肤色泽异常，以及电阻降低等现象。许多敏感点，是疾病的反应点，又是治疗的刺激点。

只具有传导作用，而无敏感性质的部位点，称为传导点。许多传导点的联系和作用是相同的，这就是传导点的同功性。

同功性传导点，在各肢体上的分布十分规则，其特点，一般偏近于阴面(屈侧面)的病变部位，与其相互密切联系着的同功性传导点，多位于各肢体同侧阴面上；病灶临近某肢体阳侧面，传导点则多会在各肢体同侧阳面上诱发出现。总的来讲，点的数量传导性比敏感性多，而且在任何病理情况下，整体都有分布。

(2)线

指敏感线和传导线。即无数个敏感点或传导点之间同功性连接的结果。敏感线的分布形式，是由病灶刺激发生的部位决定的。由于病理的变化较复杂，故而其敏感线的分布也各不相同。

在各肢体阴阳相同面上，存在着大量的传导性刺激点。其相同功能的分布规律，是以纵向成为线谱的形式，每两条传导线之间，彼此保持着相互平行的关系，序列而密集地排布着。它在肢体的广阔部位，相互均匀散开；于肢体狭窄处，互相等份聚拢。

根据每部肢体阴阳面上传导线数量全等对称的原则，在每面上均定出5条比较典型的传导线，为临床诊断、治疗提供简明标志，以示指导作用。

其实这5条传导线之间并非孤立的，而是互相影响、互相波及和互相并列地移行着。

（3）带

指敏感带和传导带。即一定数量的敏感线或传导线的组合排列。在大部分敏感带上，各处敏感性质和程度都是相对的，由条带的中心向边缘逐渐减弱。

传导带的行径，是按照传导线的走向所规范。每两条传导线之间的平行等份线，是区别诸带的界限。

大量的传导线，沿其所属之中心主干线周围，均匀、对称、平行地排列起来，纵向分布在各部肢体上，各自形成相互独立的条带。所以，传导带与传导线在肢体部面上的标定数量相同，亦呈5条传导带谱。

由于肢体各部周围显著的差异，传导带的宽窄幅度也就不同了。如躯干面上的条带幅度，比手腕面上的条带幅度宽得多。但是，无论肢体各部周围量变怎样变异，5个对称全等条带的划分却是恒定的。这样，传导带填补了传导线间所遗留的空白，使肢体各部联系趋于明显化、细致化。对一些常见病发生部位的鉴别和治疗，提供了一整套概括的、简明的系统标志范畴。

（4）区

指敏感区和传导区。即条带的宽阔部位，或是数个条带互相拢合而形成。

一些敏感反应在肢体上呈片形，满布于某一局部，称为敏感区。许多复杂的疾病，特别是发生在中枢部位的病变，可能是产生这些现象的主要原因之一。

传导区是指某一条传导带在走循于宽阔肢体躯面时所呈现的形式，或者至少是跨越两条带以上以及数个条带之间的区域，不是一条传导线带的相对恒定位置所构成的传导区。

传导区是在传导线、传导带的基本联系形式上，进一步扩大化、广泛化，向整体化延续发展的结果。因此，无论敏感区或传导区，它们在肢体上的分布局势，还缺少一个比较统一的代表典型的规则形成，大都是伴随着各种病情演变，超越出条、带、线、谱的特定范围而波及肢体更广阔的区域，甚至达机体各处。

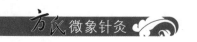

(5) 其 他

机体反应联系规律中，除点、线、带、区形式外，还有其他复杂的形式，如三角形、多边形、椭圆形、扁平样、梭状、条索、链珠等现象。若发生在皮肤上，则会以丘、斑、疹、疱和结节出现，亦可同时有皮色(青、红、黄、白、黑等)改变，皮温(冷或热)改变，弹力(陷凹、凸出、水肿、坚实等)改变，湿度(干裂或多汗)改变，以及各种(酸、痛、困、重、麻、胀等)异常性质的感觉发生。

总之，其所包含的反应联系内容是多种多样的。某种反应联系现象，必然与某脏腑功能的复杂变化有关，而脏腑功能的复杂变化，又是发生各种反应联系的根本原因。这些现象，不但在诊断上可以提供线索，在治疗上也可收到较满意的效果。

2. 身体上的传导带

在体环针治疗系统上，讲敏感带、传导带者是等效的，是在讲人体信息的传导方向，基于经络与神经的理论，这些穴区带都是纵向的。传导路线在各肢体上的分布概况见图4-2至图4-5。

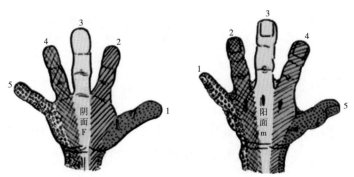

图4-2　阴阳面各传导路线符号标志

(1) 头颈部传导路线

阴面：以天突至两肩峰，简称肩突。把左右锁骨由外向内各分为5段：

F_1 矢状缝中点到前发际，止于两锁骨1/5。

F_2 前发际到眉间棘，止于两锁骨2/5。

F_3 眉间棘以下到两鼻翼以上，止于两锁骨3/5。

F_4 两鼻翼以下到嘴角，止于两锁骨4/5。

F_5 两嘴角以下到两锁骨5/5。

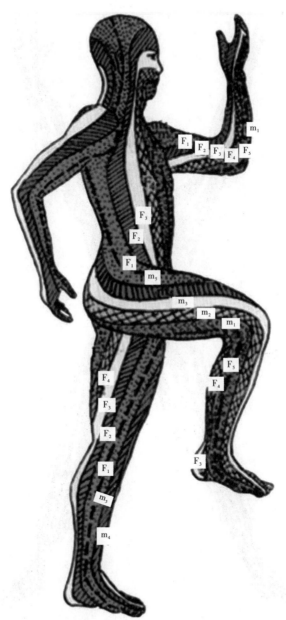

图 4-3　侧面传导路线示意图

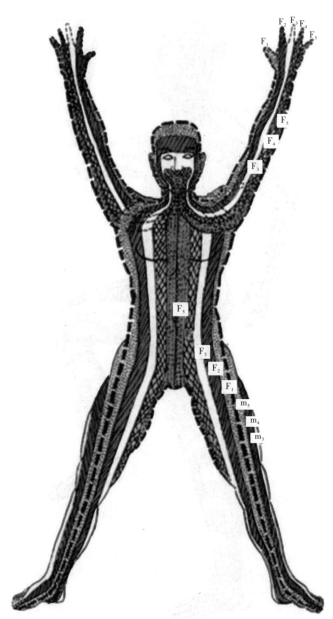

图 4-4　正面传导路线示意图

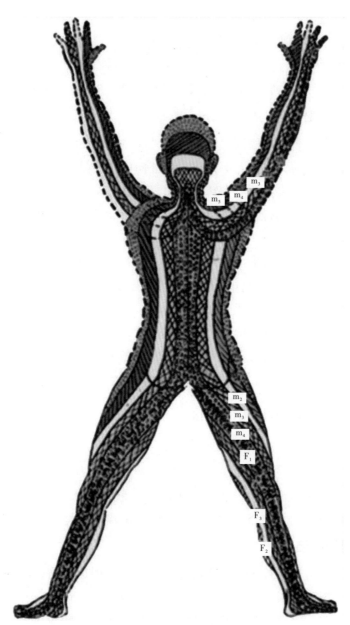

图 4-5　背面传导路线示意图

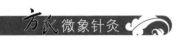

阳面：以大椎至两肩峰，由外向内，也各分为 5 段与前锁骨对称。两肩峰到大椎，简称肩椎。

m_5 矢状缝中点到人字缝尖，止于肩椎 1/5 和 F_1 对称。

m_4 人字缝尖到枕骨外粗隆，止于肩椎 2/5 和 F_2 对称。

m_3 枕骨外粗隆到后发际，止于肩椎 3/5 和 F_3 对称。

m_2、m_1 后发际到第 4 颈椎，止于肩椎 4/5、5/5。

（2）躯干部传导路线

阴面：耻骨联合至两侧大转子，由外向内各分为 5 段，再把左右锁骨由外向内也各分为 5 段，上下相连，由外向内依次排为 F_1 至 F_5。

阳面：骶尾骨尖至两侧大转子，由外向内各分为 5 段。再把大椎至左右两肩峰由外向内也各分为 5 段，上下相连，由外向内依次排列为 m_5 至 m_1。

上肢传导路线：由手指阴阳分界线上行，止于腋窝前缘和后缘阴阳分界线。以手 5 指纵向向上，把上肢阴阳面各分为 5 段，依大拇指到小指，顺次排列传导路线。阳面依次为 m_5 至 m_1，阴面依次为 F_1 至 F_5。

下肢传导路线：由足趾阴阳分界线上行，止于骶尾骨尖和大转子阴阳分界线。以足 5 趾纵向向上，把下肢阴阳面各分为 5 段，依足大拇指到小拇指顺次排列传导路线。阳面依次为 m_5 至 m_1，阴面依次为 F_1 至 F_5。

三、不同部位穴区带的衔接

各部肢体上，由于胚胎体发育形成的结果，使得传导性诸点、线、带、区、其他之间的同功性联系，在纵向上保持更为密切，若以某种方法刺激，从一个肢体越过肩、髋部位传向另一肢体，都具有同一的特异性，其规律的接通方式大致分为同侧衔接与整体衔接两大类型。

1. 同侧衔接

同侧衔接，是指各部肢体特定部位之间，刺激通过肩、髋处同侧传导相互联系的规律形式。在同侧的上、下肢与躯干上，传导点与传导点，传导线与传导线，传导带与传导带之间，各种刺激的特异传导彼此保持着同面、同线、同带的相互衔接规律。上肢阴面 F_1 线与躯干阴面 F_1 线、下肢阴面的 F_1 线相互规律衔接，密切联系；上肢阳面的 m_5 线与躯干阳面的 m_5 线、下肢阳面的 m_5 线，相互规律衔接，密切联系。也就是说，各肢体之间同面的对应线、带相互衔接。

衔接规律：

·头、颈、躯干部阴面传导定位线 F_1、F_2、F_3、F_4、F_5 与上肢阴面传导定位线 F_1、F_2、F_3、F_4、F_5 对应衔接。

·头、颈、躯干部阴面传导定位线 F_1、F_2、F_3、F_4、F_5 与下肢阴面传导定位线 F_1、F_2、F_3、F_4、F_5 对应衔接。

·上、下肢则通过头、颈后对应相通。阳面亦然。

2. 整体衔接

整体衔接，是指各肢体特定部位之间，刺激效应通过肩、髋处双侧传导的整体、相互联系的形式。这种衔接关系，主要表现在肢体的左右对称部位连接传导的方式上。一种是对称传导，一种是交叉传导，一种是相互重叠交叉传导。

对称传导：是左右上肢同面的对应传导线、带相互衔接。即左上肢的阴面传导线 F_1、F_2、F_3、F_4、F_5 与右上肢的阴面传导线 F_1、F_2、F_3、F_4、F_5 都分别对称，接于头颈部阴面传导线 F_1、F_2、F_3、F_4、F_5，因此，左右上肢的同面传导线，通过头颈部同面传导线衔接。左右下肢同面的传导线、带，通过躯干上循于头颈部相对应的同面线、带部位，因此，左右下肢通过头颈部同面传导对称衔接，即左上肢 F_1 线、头颈部 F_1 线与右上肢 F_1 线互为衔接；左下肢 F_1 线、躯干左侧 F_1 线、头颈部 F_1 线、躯干右侧 F_1 线与右下肢线互为衔接。

交叉传导：由于头颈部的线、带定位分别与左右上肢的同面同号线相通，又分别与左右下肢同面同号线、带相通，因此，异侧上下肢也通过头颈部彼此相互衔接。如左上肢阴面的 F_1 线和右下肢 F_1 线的衔接，自左拇指端掌面到胸大肌腋内缘，经左腋前线，上行左头颈 F_1 线到右头颈 F_1 线，再由右头颈 F_1 线传导至右腋前 F_1 线，由右腋前 F_1 线末端，转右胫后 F_1 线至右足大拇指。

相互重叠交叉传导：是左半身肢体与右半身肢体相互重叠交叉，将躯干面上的 10 段带、区、其他合为 5 段带、区、其他。使躯体上每个面都由 5 段点、线、带、区及其他组成。除头、颈、面是 5 段横向弧形左右半身传导路外，躯干上、下肢体每个面都是 5 段纵向传导线。如左边上、下肢体阴面 F_1、F_2、F_3、F_4、F_5 传导路，在躯干上 5 段传导路上的排列顺序，

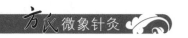

是由右向左依次排列为 F_1、F_2、F_3、F_4、F_5。右边上、下肢体阴面 F_1、F_2、F_3、F_4、F_5 传导路，在躯干上 5 段传导路上的排列顺序，是由左向右依次排列为 F_1、F_2、F_3、F_4、F_5。阳面亦相同。左、右、上、下肢，是以大指（趾）向内，小指（趾）向外，互相重叠交叉。这样，左上、下肢体阴面 F_1、F_2、F_3、F_4、F_5，就与右上、下肢阴面 F_5、F_4、F_3、F_2、F_1 相互重叠交叉。阳面相同（图4-6）。

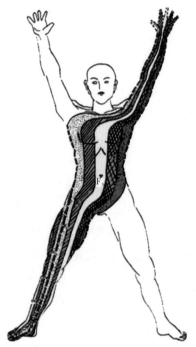

图4-6 肢体相互重叠交叉后传导路线示意图

综上所述，点、线、带、区及其他的同侧衔接与整体衔接，都上循行于头颈部。因此，它们在头部是相互配合、相互重叠的联系。从刺激部位到效应部位，信息传导的规律，是一个比较复杂的完整过程，点、线、带、区及其他之间没有绝对界线，都是互相贯通，彼此相连，有环无端，整体循行的。它沟通表里，联络上下，将人体各部组织、脏腑器官，连结为一个有机的整体。因而，体表有病，通过体环可传入脏腑；而脏腑有病，也可通过体环反映到体表。因此，刺激某一点后，就会沿其循行路线传导到各个相互衔接的对应部位。

第三节 体环的概念与定位

一、体环的概念

在接受和传导刺激信息功能中，肢体上的所有线、带都称为体环。

1. 大体环与环带

如果将前述治疗按人体阴阳对位的原则相互对应，这样就会在身体上形成纵行走向、肢端相连的体环带，我们将其称为大体环，也称体环带。

所有传导线、带，在各部肢体不同节段上，相对程度也存在着差异。我们把整体划分为 5 部分，不但是生理上的差异，也是临床取穴的一种标志。所以，我们对体环的整体定位是：整体分 5 部，肢体分两面，每面分 5 带。

2. 小体环与环束

肢体上接受和传导刺激比较敏感的地方，是以一定的宽幅，横向环绕在人体四肢关节和躯干某一部位的，所呈现之区域形如短节的管环敷束于人体特定部位的周围，故称之为"环束"，也称为小体环。从生理学胚胎发育的观点看，它们大多是在胚胎发育的不同阶段，由大体环相互衔接交叉的小区域，所以，它们的效应感受最灵敏。经络学说中，把多数穴位分布在关节缝隙周围，与其颇有相似之处。为了便于临床应用，根据肢体各纵段传导线、带、区等原则，又对管束体环进行以下标定：

一般选取躯干的头、颈交界，颈、胸交界，胸、腰交界，腰、骶交界以及上肢的肩部、肘部、腕部和下肢的髋、膝、踝部，定为一环区，各环按其所在部位进行命名。体环分别是头颈环、颈胸环、胸腰环、肩环、肘环、腕环、髋环、膝环、踝环。这都是一些常用环。

由于人体各部体表形态不同，所定各环的上下、宽窄幅度，亦不完全相同。一般各环，宽为 2～3 寸之间比较适宜，多在关节上、下针刺治疗，所以，有环上、环下之称。

3. 体环与疾病

体环线的纵行排列与管束环的横位标定，把整体划分为许多相对独立

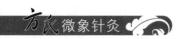

的部分。每一部分区域，均具有所有环线的通路。所以，每一区域都包含着整体的信息。因而，胸背、腹腰、手、足、头、面等区域，微型针灸体系都具有全身功能的反应，从而能治疗全身疾病。

体环的通路，在一些特殊区域具有特殊功能。这里主要指头、手、足部位。头部，居于人体的顶端，手、足居于肢端，所以，都称为"端部"。

端部因特别的生理位置而具有特殊的功能。如头皮部的"总运感中枢"——总中枢，人类认识世界的大脑在头部，是人体的最高功能中枢所在地。手足部的"末梢运感中枢"——末梢中枢，人类改造世界、走向文明的端部在手、足，人类一切复杂的社会和生理活动，都必须依靠手足来完成。端部肢体上的体环，对贯通各部之间的作用和衔接上下、左右的体环，发挥着特殊的作用，担负着特别重要的生理功能。因而，能使体环形成有环无端的整体性联系，使人体成为有机的统一整体。

二、体环的定位

当机体某处发生病变时，就可能通过一定的体环传导反映在头、手、足部上。头、手、足脏象穴区的精密布局，恰好表明端部与整体密切联系的规律。如果没有许多相对特异的刺激点存在，就不可能构成整个端部脏象穴区——总中枢、末梢中枢。所以说，整体的各种变化，均可能反应联系于端部。而端部脏象穴区，又是无数个或无数条特异刺激点、线、带、区及其他融汇扰合、精密排列的结果。端部上的脏象穴区，好像人体缩形之投影。无疑，点、线、带、区、其他在这些端部脏象区域上的分布也相应地精细化。脏象缩形之某关节及骨缝定位处，其敏感交汇功能结构尤显重要。如头顶端部骨缝矢状缝、冠状缝、人字缝，就是头皮针"伏象"穴区的分布。在手、足部居多的关节组合，虽然精密地分布着手、足脏象等穴区，按整体规范的标志，就不十分符合端部的要求，因此忽视手、足十指（趾），会给临床应用造成缺陷。为了解决和满足这些需要，下面分别再对手、足部做一些精细标定。

手部与足部的环线位置，是按照它们之间关节相同的结构来确定的。亦有3条环线。

指（趾）Ⅰ环：在各指掌、跖趾关节周围皆是。

指（趾）Ⅱ环：在各指（趾）第1、2关节处皆是。

指（趾）Ⅲ环：在第2、3、4、5指（趾）2、3节间关节处和第1指（趾）

甲根上缘处皆是。

体环线、微型针灸体系的发现，使得人们对人体各部功能有了进一步的认识，人体全息理论更为体环取穴的规律提供了充分的理论根据。因每一肢节的端部，都分别包含着头、手、足的信息，头、手、足部又分别包含着总中枢与末梢中枢的信息。所以，在关节周围取穴多敏感，并用体环针的取穴多在关节上下。

环线的这些标定，并不是完美的。在临床实践中，尚需根据环线的位置而灵活运用，不应该把它看成人为的、机械的东西，但它是指导我们临床治疗切实可行的辅助措施。

第四节 体环理论中的区块对应原则

在传统医学体系中，点、线、带、区及其他的治疗方法极多。长期以来，我国劳动人民在医疗实践中积累了丰富的经验，创造出许多简易而有效的治疗方法，如针灸、挑治、割治、拔火罐、推拿等。这些疗法一直在民间广为流传，都是我国中医学宝贵遗产中的重要组成部分。

一、人体的区块对应

体环针的应用，是在临床实践中发现的。许多穴位，都分布在关节和人体有关部位的交接处，其针感反应灵敏，效果明显。在这个基础上进一步总结，找出了它的分布特点和规律，即按照点、线、带、区、其他等形式规律地分布、排列着。根据这些特点，提出了新的治疗体系——新体针，即体环针。由于体环针的穴位标志明显，容易掌握，所以，具有取穴方便、疗效明显的优点。

体环针，除了多在关节周围取穴的主要方法外，还可应用局部肢体的区域取穴。为了便于应用和帮助记忆，现将其分布原理、联系规律、肢体分布、对应联穴的方法予以介绍。

在体环认识理论下，结合传统针灸经络传导理论及交经缪刺理论，就会发现人体不同部位的肢体具有相互对应的关系。如"颜面合谷收"，提示手与头所具有的对应关系；"肚腹三里留"则提示腹部与胫部的对应关系；"头项寻列缺"则提示颈项部与手腕部的对应关系；"腰背委中求"则提示了腰与膝之间的部位对应关系。而相关内容，都可以通过体环针的部位对

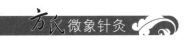

应的关系来认识。

1. 同向对应关系

我们将身体分为5部。如果以手、足、头按同一方向并列放置，肢体与躯干就会形成同向的对应关系。这种排列方式就相当于将肢体5个部分的下肢以股骨头为纵轴向头部折起，以肱骨头为轴与股骨对置后也折向头部，并均与躯干平行，这时，就呈现出肘、膝、腰、脐的对应关系。

根据胚胎发育的不同阶段还可发现：以肾、腰、脐为生长轴心，向上五脏头面的功能越强，向下六腑及生殖功能越强。它们的对应关系是上下对应，前后重叠。对应关系，不但把人体联结为一个完整的机体，还揭示了人体发育的基本规律。

部位	部位对应 体环相同				
躯干	头	颈	胸背	腰脐	腰骶(骨盆)
下肢	足	踝	小腿	膝	大腿
上肢	手	腕	前臂	肘	上臂

肢体的对应来源于胚胎的发育，也体现了体环的规律和体环针的取穴方法，它充分表现在传统针灸的各种取穴方法中，也显现了所有微型针灸系统的取穴规律和体环联系各部微型针灸系统作用的原理。

2. 逆向对应关系

如果人体自然站立，此时躯干与肢体呈现另一类的对应关系。因为此时头手足被单列出来，所以将这种肢体与躯干的对应关系称为逆向对应关系。

亦即，将身体看成相对独立的5个分部，将上肢自然下垂，并阴面朝前、阳面朝后，将下肢髋部与肩部对应，可以发现四肢的体环传导线与躯干的体环传导线对应。

部位	体环相同 部位对应				
躯干	头	胸(背)	腰(脐)	腰骶	骨盆
上肢		上臂	肘	前臂	腕	手
下肢		大腿	膝	小腿	踝	足

由于胚胎发育的特殊阶段具有生物学的普遍性，所以，肢体阴阳面5

条传导线的组成有其内在的规律。在形态上的对应，都是相对独立部分上的整体缩形，在取穴和治疗中，有着很重要的实际意义。

二、区块对应与治疗

根据肢体相互对应、传导线节节相通的道理，人体按照相似形态和体环排列的规律，取穴均可按肢体间同一水平阶段对应关系的点、线、带、区。因为每个分肢都分布整体信息的规律，每个分肢的阴面和阳面又可分为相互对立的对应部分，所以，肢体分部的点、线、带、区有纵的联系和横的对应。这在临床治疗上，不但具有很大的灵活性，而且简化了传统针灸中复杂的取穴方法。

1. 区块与对应传统针灸

体环针的上下对应，即在体环传导线路上下对应部位上取穴。如脱肛取百会，溺死取会阴，诊断痔疾查唇系带，癫痫头晕取长强等。四肢与躯干，以头、手、足为对应点的对应关系，它不但是体环针的取穴方法，在传统针灸中也早被临床所应用，如"面口合谷收，腰背委中求，胸胁内关取，项强针昆仑"。体环针的这种取穴方法简单，易于掌握。传统针灸中的许多经验效穴，大都可用此理论解释。如胃痛取梁丘、足三里，少腹疾病针灸三阴交，肠绞痛取尺泽或委中，巅顶疼痛取涌泉等。四肢的交叉对应，体环的相互重叠交叉传导以及上病下取、阴病阳取等，更是扩大了体环针的治疗范围，使体环针的治疗方法更为灵活。但取穴关键要掌握：形态相类，功能相似，阴阳相合，肢体对应。

体环相同、肢体对应的取穴方法，让我们可以从中医理论的角度理解扁桃体炎为什么会引起关节炎、腮腺炎为什么会诱发睾丸炎。让我们能更好地理解传统针灸经络体系治疗疾病的思路，如：手足相应的合谷配太冲；上肢与躯干相应的内关配膻中；躯干与下肢相应的中脘配足三里，三阴交配关元；躯干上下相应的大杼配长强等。

2. 区块对应与微型针灸

由于机体的生理分布不同，各部又可分为不同层次的许多独立的小部分。各层次部分之间产生的信息通路不一样，所以产生了对全身作用的差异，进而导致了治疗效果的不同。因为各部分与整体对应点的不同，从而产生了作用点的特异性。如经络取穴中的足阳明胃经中，足三里穴治胃

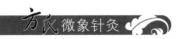

病，上巨虚治肠炎，下巨虚治阑尾炎，即同一经穴作用点的不同而导致治疗上的各异。这也是躯干与下肢对应点的不同，而引起的内脏信息在下肢的作用不一样的原理。体环相通，信息相同，部位对应的取穴方法，则是体环针局部取穴的原则和方法。

完整的人体是用体环统一连贯于一体的，缘于点、线、带、区的相互作用，所以我们认为：人体处处穴，穴穴紧相连；分肢对应则有效，部位不同而各异。因为全身分布着许许多多不同层次相对独立的部分，所以人的体表穴位星罗棋布。并且，大量的微型针灸体系更显得繁杂无章。其实是：穴多而有条，繁杂并不紊乱，各有其所属。不同的分肢部位与众多的微型针灸体系通过点、线、带区联系，其规律是：同频相应，全息对应，形态类似，功能相同。我们以此筛选最佳治疗点，提高治愈率，确实能收到事半功倍之效。

第五节 体环针临床应用

运用体环针治疗疾病，主要是正确掌握大环和准确应用小环。大环是贯穿周身的纵环线，小环是敷束于肢节的横环线。应用时，可采用循线治疗与局部治疗。

一、体环针的治疗原则

1. 循线治疗

在运用体环治疗之前，首先应该对病情进行分析，寻找病变的原因，明确病变的部位，做出正确的诊断，定出病属何点、线、带、区、其他部位；然后，根据病症所在区域，按照每条线、带的衔接结构和形式及整体的衔接规律，循线、带、区等选择各部肢体体环上与病位相应的同名线带或传导衔接部位，再施加各种性质的刺激方法，以达到治疗目的。

体环敏感的部位比较重要，这正是该处疗效较好的主要原因之一。如何选取不同节段的体环位置，是根据疾病变化情况和个体差异来决定的。个体对刺激反应敏感性强，适宜选取远距离体环治疗。若个体对刺激反应敏感性弱，则适宜选取近距离体环。但必须掌握"宁失环束，勿失环线"的基本原则，虽然有极少数患者可能对刺激会高度敏感，但坚持这一原则仍是必要的。

2. 局部治疗

局部治疗的原则，包含着两个方面的内容：其一，是简易的"阿是"方法。即肢体哪儿有病，就在哪儿或其周围选穴。此法多适用于许多具有敏感性质的点、线、带、区、其他部位上，如挑割体表上的阳性反应物，便是运用这个原则来指导临床医疗实践的。其二，是按照点、线、带、区、其他的整体治疗原则，进一步在各部肢体上采用相应区域的相应取穴法。

生理学认为：人的肢体，由于解剖生理关系，可分为躯干和四肢。躯干和四肢，又可分为许多相对独立的小肢节，每一肢节都包含着整体的内容。而各分肢之间，又互相对应联系。各个肢节之间，不但具备了整体的信息调节系统，还在体表区域里建立起了许多个表皮传导的信息通路——体环。借此通路，各部之间相互联系并与外界联系，接受外来刺激并反映组织器官的病变。通过体环线的表皮性传导，构成了通往大脑的信息通路，像微波通信一样，各有自己的通道。它们虽在循行路线上大部分与经络相同，大部分又与神经传导相吻合，但又有自己的特异性，它们的作用基础是全息穴位的对应性。所以，在任何一个肢节上，不同部位的点、线，其治疗作用各异。这样处在同一经络上的不同穴位，主治作用并不相同，这是因为其部位的差异，所产生的频道不同，从而产生了治疗点的特异性，即体环局部区域的局部相应取穴法。所以，取穴原则需要根据病情灵活多变。

二、穴位的标定

现将临床中经常运用的方法和相似部位，分别标定为几种代表符号，以示清晰和简化。

· 凡在肢体阴侧面治疗时，应用医学术语中"F"表示。

· 凡在肢体阳侧面治疗时，应用医学术语中"m"表示。

· 凡在肢体阴阳侧面进行治疗时，应用医学术语中的"N"表示。

· 当针尖朝近心方向纵刺时，符号标记为"↑"。

· 当针尖朝远心方向纵刺时，符号标记为"↓"。

· 如针尖朝肢体横向刺时，标左为"→"，右为"←"。

· 若针尖朝深部垂直刺入，标记为"⊙"。

举例：一名食管病变患者在治疗时，选取了其左上肢屈侧腕上正中线的部位，并使针尖朝着近心方向纵向刺入，正确的符号标记过程应用"左

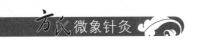

腕上环 F_3 ↑"来表示。

三、进针方向

体环针的感觉并非由针刺时能否获得气(针感)的程度如何来判定,而是取决于所选之点、线、带、区是否准确,以及针刺的方法和手法的运用作为主要依据。这并不意味着未有针感而效果不佳。

针刺的方向:总是沿循点、线、带、区的特定部位顺力性传导,因而,针尖亦应朝着病灶所在部位的方向刺入,这样才能达到作用快、疗效好的目的。当病变发生在中枢部位时,针尖应朝着近心方向刺。若病变处于手、足末端,针尖则应朝远心方向刺。体环针刺疗法,一般注意事项同传统针灸,但又有自己的特异性。

第五章　治疗中的相关问题

第一节　进针与针法

一、针具的选择

微象针灸包含着数种不同的微型针灸治疗体系，所以选择针具时，也应根据身体部位不同、选择穴位不同、治疗目的不同，而相应地选择合适的针具。

1. 针具与穴位

从整体上来看，头皮针穴位处的组织，普遍没有体针穴位处的组织厚。所以，头皮针的针体也应较体针针体短些。在临床上，所使用的毫针以0.5寸、1.0寸长的针具为主。手象针与足象针则可选择0.5寸、1.0寸、1.5寸长的针具。体环针则多选用1.0寸、1.5寸长的毫针。

2. 针具与针法

在采用不同的针刺手法时，要求选择各种合适的针具。快速直刺手法进针时，多选用26号0.5~1寸比较粗而短的毫针。缓慢斜刺手法进针时，经常选用28号、30号1~1.5寸较细而长的毫针。可以灵活改变针刺方向和深度，以充分调整针体位置，寻找最佳刺激点。只有将针具与手法配合起来，才能运用自如，充分发挥微象针灸的治疗作用。

3. 针具与病情

患者的病情不同，要求选择的针具也不一样。现代针灸针麻实践也证明：一定量的刺激，只能兴奋或抑制一定范围内的病态细胞。而形成刺激量大小程度不一的重要因素之一，就是针的粗细和长短。所以，要想选择合适的针

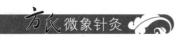

具，就必须与具体病情结合起来。一般说来，对于急性病、年轻体壮者，多采用较粗的针刺之；对于慢性病、老弱及幼儿，多采用较细的针刺之。

总之，不论是微象针灸不同穴区的功能和针刺手法上的特异性，还是患者病情不同的种种因素，都要对针具有一个合适的选择。不注意和不掌握它们之间的相互关系，盲目实践，也会影响微象针灸的治疗效果。

二、针刺的体位

因为微象针灸具有多种不同的微针治疗穴位区，所以具体的治疗体位也是多变的。

微象针灸的体位，一般不受限制。坐卧躺皆可，总以患者舒适、医者自然为好。

在做头皮针治疗时，医者必须站在患者头部的正前面、正侧面或正后面，不应站在与其头部呈斜面方向的位置，否则穴位不易取准。因针刺后不影响肢体活动，故针刺时可以活动肢体，有助于提高运动性障碍之类疾病的针疗效果。因为头皮针具有见效快的特点，通过活动有助于观察取穴的准确与否。

总之，微象针灸治疗对患者的体态要求较少，可以方便施针。但因为就医环境与患者心态原因，以正坐及平卧这两种治疗体位为主。

三、针刺的手法

微象针灸的手法操作，从进针手法、行针手法、留针问题三个方面分别叙述。

1. 进针手法

针者，绝不只是刺入而已，一定要求在施治时进针快，取穴准，做到无痛或基本无痛。医者之手，连着患者之心，用针时，必须候患者情绪稳定，思想集中；医者更要全神贯注，诚心诚意。采用手法有多种：

（1）按手持针数的多少来区分

单针法　即单手单针和双手单针进针法。单手单针，临床上最为常用。双手单针手法，是待取穴熟练之后，才能够运用，或称为双针对刺法。即取两针针尖对应，分别同时刺入头部两侧同名或前后对称穴位。例如，治耳聋，同时针刺两侧听觉穴位。治感冒，同时针刺冠矢点和人字缝尖。治精神病，同时刺眉间棘和枕骨外粗隆等。

双针法 有单手双针法和双手双针法。单手双针，一次扎两处穴；双手双针，一次扎 4 处穴位。对于下肢瘫痪或冠心病的治疗，取倒象下部和倒脏下焦及伏脏上焦等穴区时，多采用这种手法。

排针法 就是多针齐针法。用右手拇指、食指和中指，把 3~5 根针柄挟紧，并使针尖距刺激部位的深浅捏持适宜，之间距离按所刺部位放好，然后，速而齐下，透皮进针深达骨膜。主要施治于范围较大而深在的疾病，在难于选准穴位的时候，多采用这种手法，如多用于"倒脏"下焦"心点"。

皮针法 即用多枚毫针，捆成一簇，针尖平齐，垂直固定于筷子或牙刷柄状的杆物上，点击所取穴区头皮表面，使针尖轻快地点刺所取穴区之头皮表面，并迂回移动，同时可以更换刺激部位、所使力量，以皮肤上有微渗血点时为宜。主要用于治疗范围较大而表浅的疾病，如湿疹、荨麻疹、牛皮癣、神经性皮炎、皮肤感觉障碍等。

(2)按进针的角度来划分

直刺法 即垂直进针的方法。针刺时，针体与皮肤呈 90°角。其特点是：定位性要求强，针刺的穴位要准确，一次扎到要求的深度。透皮感觉轻微。常用于某些定位性、局限性疾病和深部疾病的治疗。对于怯针的患者，治疗时多用较轻直刺手法。

斜刺法 进针时针体与皮肤呈 15°~45°夹角。因而，较直刺广泛，灵活度大，有充分余地调试针体，以求扎到穴位的最佳点。这种刺法的特点是：刺激面较大，并有利于埋针固定针体，能充分发挥运针的效能，以加强刺激量。

(3)按进针的方法来划分

纵向刺 就是从头的正前方朝正后方向刺，或者从后方向前刺。如上呼吸道感染、食管炎、腰肌劳损、颈椎病、截瘫等。若选取伏象穴区治疗，则以纵向刺为好。

横向刺 即从左侧向右侧，或从右侧向左侧的方向刺入穴区的方法。如三焦俱发病，可横刺于伏脏穴区。带脉起病，应横刺于伏象的左右腰穴。直刺听觉、说话等穴，亦属于横向刺法。

斜向刺 根据穴位的不同位置与治疗疾病的不同要求，有各个不同的斜向方法。如中央前回，斜竖于大脑半球的外侧面；针刺倒象治偏瘫，就应从头顶斜向前下方刺之。取用"嗅味"穴位时，则应根据颅骨颞侧肌肉扇形走向刺入。

（4）按针刺的速度来划分

快针　也称"飞针""飞刺"，是方氏针灸特有的针刺手法。这种手法的特点，是强调进针速度，讲究"稳、准、狠"，就是进针速度飞快，待患者略有感觉的一瞬间，只听"啪"的一声，针已疾速刺入穴位。使用快针法进针时，手指挟针要紧，通过前臂和手腕之力，最后作用于手指。进针疾速，手劲既要充足有力，腕关节要灵活，又要平稳准确。穴位处接受冲击作用愈大，其效果愈是明显。方氏针灸进针讲究"稳、准、狠"："稳"指持针要稳，保持针体与用力方向一致，否则很容易造成弯针；"准"指进针、取穴准确，才能有可靠疗效；"狠"指用力要大。飞针是先父生前为解决患者耐受性与保证针刺作用强度这个矛盾所独创的手法，只有保持足够的力度，才能保证足够的针刺强度（图5-1）。

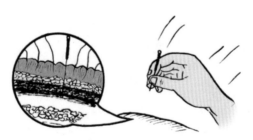

图5-1　快速直刺（飞刺）进针手法示意图

慢针　也称缓刺。这种手法与飞针相比，就是速度慢一些。操作时，采用4指挟针法，用右手拇指和食指夹持，右手其他手指或者左手压住针体。根据头部解剖及表面标志和尺寸，寻定穴位，与皮肤呈一定角度缓慢刺入穴位，针体推进受到的阻力越小越好。在进针过程中，针体最好不要捻转（图5-2）。

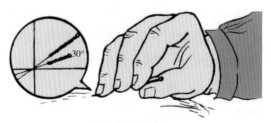

图5-2　缓慢斜刺进针手法示意图

总之，一个完整的微象针灸的进针动作，基本上是以上几个方面的综合过程，必须根据具体的情况和要求，选择适宜的手法进行治疗。对于针数的多少、进针角度和针刺方向与进针速度，加以配合应用。

2. 行针手法

行针，是加强刺激的手段，因疾病不同，操作中可运用大、小、轻、重的提插和捻转等手法。亦可以不行针。

针体进入穴位后，行针之时须运用一定指力，眼与针一，心于针合，针不离手，手不离穴，通过循按、搓转、提插、针颤、手动、弹弩、摇伸，以通行经脉之气，激起神经兴奋或抑制。使人体顺应生活之环境，排除体内不正之气，增强其免疫作用。根据不同穴区的作用和特点，在留针期间，可酌情行针 1~2 次。行针的手法，要根据针体和皮肤纹路的方向、经络的运行、神经的传导、体位的摆放，直接活动针体或摸动皮肤。但手法要轻巧熟练，这样可以减少患者的痛苦并减轻局部皮肤刺激。

针刺，是促进机体调节功能的一个重要条件。实践证明，针刺的不同手法，可以引起神经中枢的不同变化规律。重刺激，多引起神经中枢发展抑制过程；轻刺激，引起兴奋和抑制过程各半。在中枢神经系统抑制过程加强的情况下，重刺激与轻刺激具有相对不同的作用。重刺激加强抑制过程的情况，多于减弱或解除抑制过程的情况；轻刺激则具有相反的作用。在中枢神经系统兴奋过程比抑制过程占优势的情况下，不论轻刺激或重刺激，都有抑制作用。针刺发挥了使兴奋过程与抑制过程恢复平衡的积极作用。

针刺的手法与方向，必须根据具体的情况灵活掌握，决不可用固定不变的操作手法来应对疾病过程中各种复杂的变化，以使它在临床治疗中发挥更好的作用。

3. 留针问题

留针，是微象针灸应用中一个组成部分。它同行针手法一样，是加强和补充刺激量的一种手段。当针体刺到所需部位及深度后，卧针不动，称为留针。治疗中针刺捻转时，肌肉紧张、捻转不便、针退不出者，也可留针，待肌肉松弛再退针。

留针时间的长短，要根据微象针灸的刺激作用与机体适应能力的规律，以及患者的体质、病情状态等方面来决定。患者的病情不同，留针时

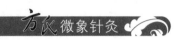

间长短也不同。对于疼痛类疾病或重症患者，适宜留针时间长一些。有时可以不留针，略一行针奏效后，即将针退去。

一般来说，微象针灸留置穴位的时长为 30 分钟左右。按病所需，重症可适当延长数小时；轻者也可不留针。

4. 出　针

出针，是针刺过程的结束，并不是随便将针取掉即可，更不能马虎从事。否则，会影响治疗效果，甚至会使患者产生不良反应。拔针时，要双手配合。因头部血管丰富，容易出血，所以，用干棉球沿针体压住穴位，浅刺者可迅速退出；深刺者须缓缓退出，以免牵拉局部组织，引起疼痛。

第二节　治疗中的变量

一、取穴的变化

在微象针灸中，不仅仅要求选穴要准，在治疗中还要注意一些相关变量，才能取得最佳治疗效果。

1. 针刺的深度

进针的深度不同，所产生的治疗效果也有差异。所以，对进针的深度也有相应的要求。

进针层次一般分为表皮、真皮、皮下组织、肌肉组织和骨膜 5 层。针刺的深浅主要从两个方面来考虑：一是患者个体的耐针情况；二是病变所在位置。

对体质虚弱者或首次受针者，多适合运用皮下轻刺方法；而体质强壮或长期扎针不畏疼痛者，病情需要时可深刺之。病位靠近体表宜浅刺，反之则深刺。当然，深刺时针尖应尽量避开大血管和内脏器官。

症状类型不同，进针深度亦不相同。人体的浅感觉疾病，以取表皮和真皮组织为主；深感觉和内脏感觉疾病，以针刺肌肉组织为好；运动障碍、本体感觉和疼痛疾病，以取骨膜为佳。例如，皮肤瘙痒症，可以在皮肤表面点刺治疗；而胃痉挛，则可以将针刺入穴位的肌肉层或更深层组织，其效果比较佳。即所谓阴病阴治，阳病阳治。还要根据病情之轻、重、缓、急施针，如半身麻木或酸困，将针刺入穴位之皮下或肌层，即可消除症状；而对于某些急性或较重疾病所致的疼痛，就必须将针刺入穴位的骨膜层，才能取得较为理想的止痛效果。这说明在穴位处，针刺的深浅各有不同，所起的作用也各有差异。但是，这些差异现象是相对的，也就是说，在微象针灸中，针刺部位的深浅组织各有其主要的作用方面，但每一层也兼有其他(特别是邻近)组织的作用。

2. 刺激量

针刺手法有多种，各种手法所造成的刺激量亦不相同。要有效地发挥各种手法的刺激作用，一定要结合病情状况，相应运用适当的手法，才能充分发挥针刺的效能。病有阴阳、表里、虚实、寒热之分；微象针灸的针刺手法，有轻重、快慢、深浅、直斜之别；行针有提插、捣啄、捻转各法；选用的针具，也有长短、粗细多种。这些都是能够产生不同刺激量的有关因素。其他如个人敏感度和精神因素、外界环境等，对刺激量的要求也不相同。

刺激量的大小，要在临床中逐步体会、掌握，并不是一件容易的事。在给患者治疗的过程中，采用的刺激量要根据病情的变化而变化。如对精神病、癔病患者，给予的刺激量起初一定要强些，后视其好转情况，相应减弱刺激量。对于长期的糖尿病应采取间隔针刺方法，实际上刺激量每次都在逐渐得到补充和延续，说明针刺的刺激量也应随着病情转化而灵活改变。

针刺所具有的各种调节作用，都与刺激量的变化密切相关。针刺的目的，是通过逐渐地积累针刺的刺激量，创造引起疾病转化的有利条件。从选穴、配穴、进针、行针和留针，以及针刺疗程与间隔期，都是为了有规律地不断补充和改变刺激点和刺激量，更好地发挥针刺治疗作用。

正确运用刺激量，是提高疗效的关键之一。正确的刺激量运用，除与医者的医术修养有密切关系外，与医者的体质、精神和指力也有很大关系。凡医生体质健壮、精力充沛而指力强者，效果较好；体力不佳、精神萎靡者，疗效相对较差。

3. 针 感

头部穴位功能的特异性，决定了头皮刺激量的特点。因为头穴的刺激作用并不同于体穴。体穴刺激量的大小，可以用患者的针感来衡量，而头皮针的针感不太强烈，有的还没有明显针感。对于大多数患者，针刺头皮穴位没有明显的感觉反应，仍能获得治疗效果。

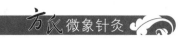

手足部位的感觉灵敏。使用手象针与足象针治疗时，经常出现抽、麻、胀、痛、酸、困、热、重等感觉。针感的性质，似与刺激的部位有关。如扎到神经上，感到抽麻；扎到血管，感觉烧痛；扎到肌肉上，感到酸困；扎到骨膜上，感到灼痛。

由于手部、足部末梢神经感觉极为灵敏，所以，一般受针患者主诉足部针感较手部强烈；手部针感又较头部强烈。因此，手足象针，较头皮针易晕针。但由于针感强烈，对某些原因引起的顽固性剧烈疼痛，确有良好的止痛作用。对于大脑皮质的兴奋与抑制活动，也有明显的调节作用。

看来，出现的针感反应与刺激部位也有很大关系。所以，针感——刺激量大小的一个客观指标，在这里也只能具有参考价值。不宜仅片面地强调针感来决定效果。应该把各种因素同其他刺激量有关的因素联系起来，加以分析。

二、针刺疗程与间隔期

1. 穴位疲劳现象

微象针灸的针刺治疗，属于一种非特异性良性刺激。它同药物作用一样，机体本身对这种刺激的感受，也存在着适应能力。在不同的病理状态中，存在着不同的适应过程。临床治疗中，可以清楚地看到这些现象：患者若是第一次针刺，其病情向好的方面变化是很显著的；但是，以后随着治疗次数的增加，这种变化就渐渐地转为不明显了；而停止针刺治疗一段时间后，再继续治疗，效果又复显现。这种现象，即穴位的疲劳状态，是机体对针刺所产生的保护性抑制，我们称为抗针性。

针刺的次数相等，疾病不同，其结果也不一样。如同为偏瘫患者，由脑血栓形成引起的，其疗程宜长，间隔期宜短；由脑血管痉挛引起的，相对疗程要短，间隔期宜长。一个合理的治疗次数及间隔时间，每组治疗方案及穴位的更换，必须根据患者对针刺产生适应状态的具体变化和病情状态而决定，以使刺激的质和量适应机体的功能状态，发挥最好的治疗作用；不至于使机体对某一治法的敏感性降低而影响治疗效果。

2. 针刺的间隔期

针刺治疗的间隔时间，少数急性病症，可一天数次；慢性病症，可 1~3 天一次。对于长期治疗的病例，还须订立疗程制度。一般病症的疗程为 6~

10 次。如疾病未愈，根据病情休息 1 周，再进行下一疗程。如急性阑尾炎，开始需要几小时治疗一次；好转后，可每日或隔日或数日，针治 1 次。如大脑发育不全，连续每日治疗一次；3 ~ 5d 后，即可隔日或隔 2d，针治一次，逐渐延长治疗间隔时间。总之，要灵活掌握。

一般初次治疗的疗程可略长些，间隔期稍短些。脑血管意外初发阶段的治疗，即属此法。巩固疗效阶段的治疗，每个疗程可适当缩短至 5 次以下。每两个疗程，间隔日期则需延至 1 个月或更长时间。如高血压，血压降至正常及其他症候也基本消失后，长期巩固治疗效果，即属此法。

三、针刺时机

选择和掌握针刺的时机，即选择治疗疾病的最佳时间。前人总结了"天人合一"的理论和"气血流注"的经验；近人则提出了生物钟规律的时间医学。在临床实践中，我们用一句话总结治疗时机与所要掌握的要点，即"治病掌时机，贵在量和剂"。

人体患病之后，治疗方法是否得当与及时，对预后起着重要的作用。及时的治疗与得当的方法，会使患者很快恢复健康。如果延误治疗时间，就会迁延日久，恢复缓慢。针刺时机即治疗的时间，包括疾病开始治疗的时间和每次治疗的时间。量是指刺激的方法及刺激量。

剂在这里指疗程。对于有明显发病规律的疾病，在发病前针刺，往往能够预防发病或减轻发病。对于发作性疾病，并有明显先兆的，应在出现先兆现象时，立即予以针刺。周期性发作的疾病，在未出现症状前予以针刺，往往能够控制发作。如额窦炎的头痛有周期性，如果疼痛已经开始，针刺的效果很差，而在疼痛未开始时进行针刺或埋针，往往 1 针可使痛止。如慢性溃疡病，周期性疼痛发作，在出现前驱症状时，及时予以针刺，可防止或减轻发作的症状。失眠、遗尿病的治疗，在睡前半小时针刺为宜。小儿脊髓灰质炎后遗症、脑血管意外偏瘫的治疗，则时间越早越好。

在临床上，灵活地选择和掌握微象针灸的针刺时机，是不可忽视的提高治疗效果的重要方法。

四、注意事项

注意消毒：针刺前，用 75％酒精做好针具、刺激部位与医者手指的消

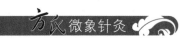

毒。起针后，注意保持针眼处清洁干燥。

对婴幼儿颅骨前、后囟门处，因尚未发育骨化的部位和头部患有局部病灶，或某种原因所致颅骨凹陷缺损处，不宜针刺。

针刺治疗时要避开血管与神经。头皮血管丰富，当针刺损伤血管时，患者会有烧灼痛样感觉。起针时，要用干棉球轻压揉按针眼。微量的出血，或针孔局部起了小包，是刺破局部小血管所致，一般不用处理可自行消失；也可按摩或热敷，以助消散。

头皮针感不强，引起的晕针现象也较少见。极个别畏针、敏感、体质虚弱者，也有晕针的情况发生。一般给予卧位休息，一会儿即会好转。手足部的穴位比较敏感，施针时要对患者做好解释工作。

在针刺过程中，个别病例在治疗后，症状不但未减轻，反而有加重现象。如三叉神经痛的患者疼痛部位扩大，癫痫患者发作频繁，化脓性阑尾炎患者腹痛加剧，面神经痉挛者抽动过多等。这种现象有两种原因：一是治疗中的反复，属于疾病向正常恢复的变化倾向，只要继续坚持治疗，很快就会向好的方面转化；二是未能控制病情，或其他原因再次导致反复。一般前者占多数，后者为少数。

第三节　不同微针体系内的配合

一、微象针灸与传统体针

头、手、足与全身之"经络"联系："经络"，是人体内运行气血的通道，而十二经脉则是全身经络之纲领。在祖国医学古典著作中，十分详细而系统地记载了十二经脉系统的循行衔接，都直接和头、手、足部位有密切关联。《灵枢·逆顺肥瘦篇》中说："手之三阴，从胸走手；手之三阳，从手走头；足之三阳，从头走足；足之三阴，从足走腹。"头手足上十二经脉，除属五脏六腑和循行于身体一定部位外，还借助经别、络脉网络的出入离合，表里阴阳及其与奇经八脉之密切联系，将人身构成了一个完整的机体。因此，脏腑有病，可以通过经络反映于头、手、足部位；针刺手足部位，又可治疗脏腑及全身的各部疾病。

头手足部位上穴位区域的来源：传统体针的取穴原则，是循经取穴，治疗该经循行部位及其配属脏腑的疾病，即相同作用的穴位，多出现在肢体纵向分布上。但穴位作用在横向联系上，也有相同的一面。分布于四肢肘膝以下的五腧穴，大都和它们配合五行中所代表的同名脏腑的功能相联系。如《难经·第六十八难》中所讲"井主心下满，荥主身热，输主体重节痛……"。

观察小儿食指桡侧浅静脉的颜色变化，可划分出该指"风、气、命"三关部位及其所代表病情轻重变化的含义。此外，在手、足部位上进行推拿和割治时，所刺激的部位也与人体脏器、部位有密切联系。

二、不同微针体系的差异

微象针灸疗法刺激的部位，是在临床经验基础上，通过进一步摸索总结起来的。我们可以清楚地看到，仅仅头、手、足的某一个狭小部位上，就分布有全身各个部位的所有代表点，即一个由无数穴位组成的区域治疗系统，穴位分布非常条理、稠密而又十分精细，且几个系统又相互重叠在一起。

关于手(足)各"脏""象"穴区治疗对比中，经过观察体会到：桡(胫)倒象、倒脏，一般较尺(腓)倒象、倒脏，手(足)伏象、伏脏疗效好，而且效果巩固。这种差异，可能与所针刺部位的功能相互差异有关。如大拇指、食指功用较小指、无名指优势大而多。因而，分布于手桡侧部位的"倒象"穴区作用比分布于尺侧部位的"倒象"穴区大而明显。

临床中，经常碰到比较敏感的患者，无选择地针刺其头、手、足任何部位，均可获得不同程度的疗效，但还是以精确选择治疗部位的效果为佳。说明不论对于任何患者，都必须坚持"取穴准确"这一原则。这是真正熟悉掌握微象针灸的基础，也是提高效果的重要一环。

从临床角度看，在头、手、足部位上发现的内容，是不完全等效的，这可能是由于采用刺激和观察研究角度及深度不同所造成的。但是，它们总有相同的规律，即不论用什么方法刺激，在一个部位上，都能以施行区域或部位划分。区域划分与人体部位划分的道理相同，因为在它们之间存在着质的差异。也就是说，每一个部位都有它的独立性。这正是微象针灸治疗的基础。那么，在一个部位上，为什么能有规律地反映整个机体的内容呢？

现代生物遗传学和人体胚胎发育学方面的研究证明，任何生物体内的各个细胞，都有其相同的物质基础，即遗传信息的特性。在某些低等动物

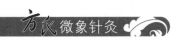

体内，这种遗传物质具有促使每一个细胞发育成一个完整个体的作用。在高等动物体内（特别是人），显然这种全能发育的能力已经丧失，但人体的组织细胞仍保持着再生、代偿能力。尽管由于胚胎发育分化不同造成的差异很大，但各部位都是同由一个母细胞发育而来，并且，受精卵到人体各种细胞，其 DNA 所含的基因数和基因的遗传信息是相同的。人体胚胎发育的整个过程，决定于动物系统发育进化过程的各种性质。说明各个部位或器官的发育，是直接受整个人体发育影响的。细胞经过无数次分裂、演变之后，仍可包含或遗留整个机体的内容。

临床发现手掌和手背部位与整个人体的伸侧和屈侧之密切关联，也可说明穴区系统来源于胚胎发育定型的一个内容及标志。

三、微针体系内的配合

手、足部位上存在"末梢中枢"：既然已经承认手足部客观存在许多整个人体的治疗系统，那么，这些整体反映系统和全身联系中，具有什么性质呢？

前面谈到了手足与全身的阴阳经脉的密切联系，更重要的是，手足是十二经脉气散布之"根"或"本"，因为十二经脉之气皆是先起于手指（足趾）端的井穴处，而后才传向其他部位的。所以，手足"根""本"之本，不仅能治疗局部、近部疾患，而且，也具有治疗远部头身内脏等疾病的特效。

客观实践表明，在与全身经脉有密切联系的如头、面、鼻、耳等部位上，也找到了与手足部上相似的整个人体的反应系统，这些反应系统也同样能用于治疗全身疾病。因此，在每个经脉交汇衔接部位，各应有一个重要的枢纽存在。根据头、手、足各部对全身功能的统管调理功能及三者之间的相互关系，使我们进一步设想，头部为全身功能联系的"总（运感、经络）中枢"，手足部为全身功能联系的"末梢（运感、经络）中枢"。

从生物全息律的角度看，在一个部位上，可以发现全身其他部位在该部的所有代表点或区域，这是人体内部普遍存在的一种反应现象。所以，微象针灸以及相关的面、鼻、耳、腹等部位一样，都有能够反映整个人体的内容。祖国医学的舌诊、脉诊、五轮八廓、脏象学说的科学根据，又得到了进一步充实。

体用篇

TIYONGPIAN

第六章　微象针灸的理论

第一节　微象针灸概论

中医微象针灸学，是在方氏微型针灸的基础上继承和发展起来的，是方云鹏主任医师与方本正教授父子两代人半个多世纪临床经验成果的总结和升华。

一、微象针灸的形成

微象针灸肇始于头皮针的发展，最早可以追溯到 1958 年方云鹏主任医师开始头皮针疗法的研究。那一年，方主任在用传统针灸给患者治疗时，无意中发展出了头部穴位的另类治疗效果。以此为契机，他开始了寻找头部穴位新功效的研究，进而形成方氏头皮针疗法，并于 1970 年初开始向社会推广。对方云鹏主任医师来说，类似的临床研究从未停止。1973 年推出手象针与足象针；1976 年，推出体环针。这些针灸理论也以书籍形式相继正式出版。在方云鹏主任医师去世后，则由方本正教授继续进行相关研究。这些针灸治疗方案共有的特点是：继承传统中医经络学说的临床经验，采用现代医学的理论知识，这与全息生物学的原理具有明确的相关性。

1998 年，方本正教授正式出版了《方氏微型针灸》，对之前的知识进行了总结。继承之前研究，发现了新的治疗内容。发展的新治疗区域，如顶伏脏、伏脏二、仰头巨面象等治疗穴区；形成相对固定的治疗方案，如架子穴。在临床治疗中则强调辨证论治，按脏腑关系确定疾病归心肝脾肺肾的属性，然后按图施治。

从方氏微型针灸的角度看，身体的状态，能够以"象"为形式，反映于

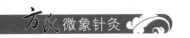

人体的特定部位。同样道理，疾病也能够以"象"为特征表现于人体的特定部位。因为，头部的穴位是人体的"总经络""总中枢"，这些疾病的象多表现于头部的穴区。针对这些疾病的象的治疗，即成为微象针灸的研究模式。通过 20 多年的临床实践与研究，方本正教授以病定象，以象治病，总结确定并公布了基本的 28 个针象图。以此治疗，法简而效宏，可以让初级医师短期增加 15 年针灸功力，晋升为一方名医。其特点是：讲针象，直刺进针；把 200 种常见疾病化繁为简成 28 针象。2018 年 3 月 18 日在世界中医联合北美中医药峰会上，方本正教授正式向全世界宣布中医微象针灸问世。

二、微象针灸的优点

中医微象针灸为中医针灸学创造了奇迹，开创了针灸科学的新篇章，以象导针、针象并举，疗效神奇。尤其对痛证的治疗达到了针到痛减的效果，比吗啡止痛都神速。吗啡止痛需要 5～10 分钟，但是方氏头皮针的止痛效果，短者 1～5 秒钟，长者 1～10 分钟，可达到针到痛解的境界，大量临床病案已经见证了这一奇特的功效。大量病例验证了任脉在头顶的存在。例如：妇科病针"少腹部妇九宫"，患者闭经 1 年多，仅 3 次治疗月经就来了；产后恶露不断 8 个月，经西医医生介绍来治疗，第 1 次治疗后恶露显著减少，第 3 次治疗恶露完全消失；多囊卵巢综合征针后月经恢复正常；睾丸剧痛，取穴微象针灸泌尿生殖九宫，疼痛明显减轻。数以百万计的患者以自身经历，见证了微象针灸治疗的神奇效果。微象针灸体系完备、治疗有效，在临床有极大的实用价值，其特点如下；

·"微象针灸"的依据是人体全息图像和中医治疗原则。以象导针、针象并举，疗效神奇。尤其对疼痛的治疗可达到针到痛减的效果，比吗啡止痛更快。微象针灸从众多人体全息图中，以疗效目标和方便治疗为原则，选用其中 28 张人体全息图为依托进行治疗，是近代中医针灸史上的一大创新，是独立的新型针灸流派，故称为"中医微象针灸"。

·最新提出"微象治疗模式"——额前部三层重叠的微象图、侧面两个微象图、头顶部三层重叠的微象图，后头一个微象图，同时手象针法及体环针象法(配合作用)。每个疾病的治疗都是一个综合思考，是立体的中医全息治疗模式。11 大中枢和架子针象法的综合应用，形成超立体、全息共振的"针象效应"，从而使微象针灸的治疗比其他单线思维的头皮针、普通针灸疗效都要好。

·微象针灸把200多种常见病归纳为基本的28种"针象图"，治疗总有效率达97%。可实现异病同治、双向调节，体现了中医治疗原则。因此可以化繁为简，使复杂高深的中医治疗变得易学速成，可在短时间学成。

·针法上平进平出，快速进针。使用针象，不特别强调针灸手法，但其"针象效应"的疗效却出人意料地好。

·进针基本无痛感。操作轻盈，安全可靠。小儿疾病采取微象针灸治疗无疑是最好的疗法。迄今，中医微象针灸是小儿可以接受和配合完成全部治疗过程的首选治疗方法，解决了小儿难以接受针灸治疗的难题，避免了家长强行按压孩子的困难治疗过程。治疗中小儿不哭不闹，在安静中就可以完成针灸全过程。

·体现全息治疗的高雅，保护患者隐私，减少医生失德风险。例如，乳腺病手腕治(医生无须察看和触摸女性胸部)，唇系带看痔疮(嘴上看底下疾病)，脸部疾病头后治等。

·微象针灸在大范围内有独到的疗效，28个针象图可治疗200多种疾病。适用任何痛证(尤其是肿瘤晚期剧痛)、心理精神类病症、脊椎病症、内脏病症、免疫系统病症、内分泌系统病症、妇科病症、泌尿生殖系统病症、眼科病症、儿科病症等，对中风偏瘫、痔疮、帕金森病、乳腺增生症、儿童发育迟缓等病症，都有显著疗效。

第二节　微象针灸新进展

经过二十多年的研究与发展，微象针灸在原方氏微型针灸体系基础上，有了新的发展。这里既有新穴位、新穴区的研究，也有依疾病的象所形成的针象图。具体如下：

一、微象针灸新穴区

微象针灸的新发现有伏脏二、顶伏脏与仰头巨面象。

1. 伏脏二

伏脏二的穴区位置：部位同伏脏穴区的刺激部位，在前额上部的颅外软组织内。作用点主要分布在额正中线，沿发际至左右额角的部位。治疗的主要是内脏相关疾病。正中线与额角距离6.5个等份中，距离正中线

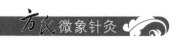

1.5 个等份的位置属于心，2.5 个等份的位置属于肺，3 等份的位置属于肝。中焦肾的位置为第 3 个等份和第 4 个等份之间，是治疗眼科疾病的重要穴区。下焦主要包括肾、肠和泌尿生殖系统治疗穴区。4.5 个等份和额角之间属于下焦，占 2 个等份，此下焦区分 3 等份，前一个 1/3 等份为肾区，中 1/3 为肠区，下 1/3 为泌尿生殖区(图 6-1)。

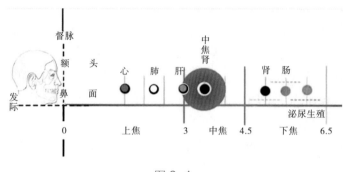

图 6-1

解释说明：伏脏二主要是针对五脏六腑疾病的治疗，一切与心、肝、肾、肠及泌尿生殖系统疾病相关的均可以在伏脏二穴区中辨证取相对应的穴位配合治疗。

伏象为"阳中枢"，伏脏为"阴中枢"，二者互相依存，互相制约，共同组成一个完整的"总中枢"。

图 6-2 为伏脏与伏脏二的重叠图。

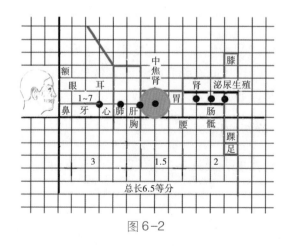

图 6-2

伏脏穴区与伏脏二穴区，主要治疗自主神经功能失调与紊乱而引起的内脏和皮肤感觉方面的疾病，例如，气管炎、过敏性鼻炎、高血压、心律失常、鹅口疮、智力低下、神经衰弱、精神异常、性格改变、酒渣鼻、湿疹、神经性皮炎、内分泌紊乱、牙痛、感冒、自汗、心悸、冠心病、心脏官能症、胆囊炎、胃肠功能亢进、肠炎、肺炎、胃炎、胃下垂、胃痉挛、腹泻、痢疾、肠绞痛、肾炎、膀胱炎、痛经、月经不调、子宫脱垂、尿失禁、尿潴留等。

2. 顶伏脏

顶伏脏是在方氏头皮针大量临床应用的过程中，发现总结出的新治疗思路和穴区。如果说伏象是督脉朝上的人体缩形，那么顶伏脏就是任脉朝上的倒置人体缩形。其作用点分布和伏象重叠，主要分布在顶骨和枕骨之上，沿着额骨、顶骨和枕骨的交接部位，对称分布在颅骨骨缝周围。

顶伏脏的穴区分布（图6-3）：额骨和顶骨交接的冠状缝部位，相当于人体左右下肢的阴面区域；矢状缝相当于人体仰面朝上时的躯干部位，包括胸部和腹部。冠矢点相当于人体的耻骨部位。人字缝尖相当于人体的天突部位，人字缝则相当于人体左右上肢的阴面部位。百会相当于人体的剑突，百会和枕骨粗隆之间为胸部部位。

顶伏脏的作用与功能：治疗妇科疾病、消化道疾病、腹部疾病等一切人体阴面的相关疾病。"经脉所过，主治所及"，故又能治疗任脉相关的疾病。

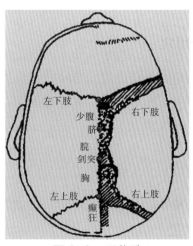

图6-3 顶伏脏

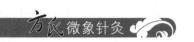

3. 仰头巨面象

仰头巨面象，主要是指顶伏脏的头部，其部位在头部人字缝尖和枕骨粗隆之间，两目位置在视觉区，鼻在枕骨外粗隆部位。人字缝尖与枕骨粗隆之间分为6个等份，上3个等份为额部，这个是治疗癫、痫、狂等精神疾病的重要取穴部位。枕骨外粗隆下，定名为"鼻点"，是治疗鼻衄的主穴。枕骨外粗隆下3个等份属于口部，治疗一切口腔疾病、下颌骨疾病及喉部疾病等（图6-4）。伏象与伏脏，一般为同侧取穴。应用时，要慎重定准穴，随症刺深浅。

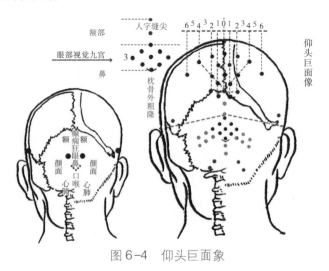

图6-4　仰头巨面象

二、微象针灸专用穴

前文讲到，在人体组织部位之间，有特定的组织对应关系。将这种人体部位之间的特定对应关系单列出来，并进行固化，就形成了微象针灸的专用穴，用于治疗特定的疾病。

1. 鹰嘴上穴

鹰嘴上穴用于治疗膝关节的相应病变。

位于鹰嘴上1寸，体环针3线 m_3（图6-5），治疗对侧膝盖正中部出现的一切症状的疾病。

肱骨外上髁：治疗同侧膝盖外侧有症状的一切疾病。

肱骨内上髁：治疗同侧膝盖内侧有症状的一切疾病。

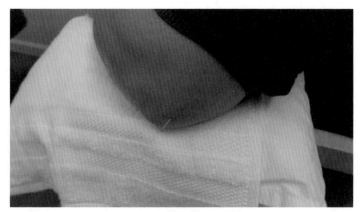

图 6-5　鹰嘴上穴图

2. 腕上环针法

治疗一切胸部及乳房相关疾病的穴位。

腕上环 2 线与 4 线是循行于左右胸部的两条线，对应了"经脉所过，主治所及"。2 线与 4 线在腕横线上 2 寸的两个穴位，是方氏针灸治疗胸部及乳房一切疾病的经验穴位(图 6-6)。

针刺要点：1.5 寸针，向心性卧刺，不行针。尤其对乳房小叶增生等引起的乳房疼痛，能够起到立竿见影的止痛效果。

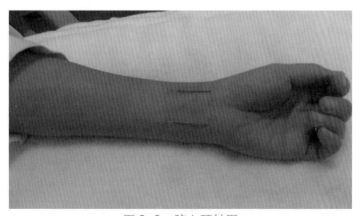

图 6-6　腕上环针图

3. 肝　点

腕上环 5 线，腕横线上 2 寸(图 6-7)。

针刺要点：半寸针，直刺。治疗肝胆相关的一切疾病。

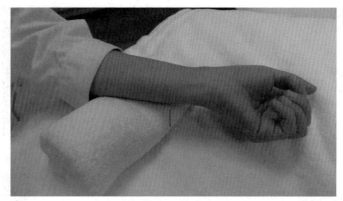

图 6-7　肝点图

4. 腓三针：治疗妇科疾病特效穴

穴位：腓骨头与腓骨外髁连线的中点为腓一针，平丰隆穴（图 6-8 中 A 点）。另外两针分别为此针与腓骨小头及腓骨外髁连线的中点。图 6-8 中三针 A、B、C，此为腓三针。

AB 之间的中点再取一针 E 点，A、E、B 三针称为腓上三针（图 6-8）。

AC 之间的中点取一针 F 点，A、F、C 三针称为腓下三针（图 6-8）。治疗一切妇科疾病，此三针为临床上最常用的穴位组合。

针刺要点：直刺，不行针（图 6-9）。

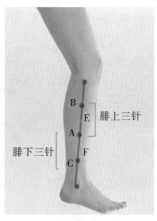

图 6-8

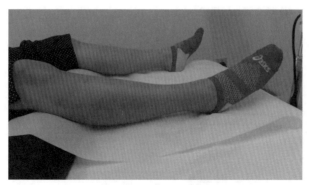

图 6-9　腓下三针图

5. 架子穴

架子穴是治疗内科疾病的基础。

即 8 个穴位的组合，临床上按顺序依次进针：思维、大椎、长强、百会、运平、记忆、信号、呼循。

功效：调节阴阳，扶正祛邪，正本为主，尤其可用于癌症重症后期的患者。临床上以架子穴为基础，根据疾病，辨证论治，随症加减微象针法。

三、临床上常用的 28 种微象针法图及其作用

临床治疗时，可以根据这 28 种基本的微象针法进行随证配穴。配图中的点即为头上下针的位置。图 6-10 为穴区总图。头顶部的数字为线数的数字。

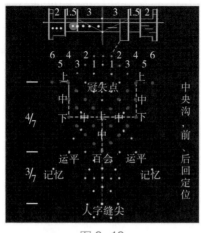

图 6-10

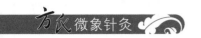

1. 金三角微象针法(图6-11)

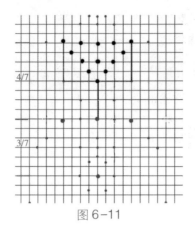

图6-11

部位：伏象的背部，以大椎与百会连线中点，冠状缝上大椎旁开4线位置的三角区域。

主治：背部及胸部相对应的一切疾病，如咳嗽、胸闷、肩背疼痛等。

2. 火炬微象针法(图6-12)

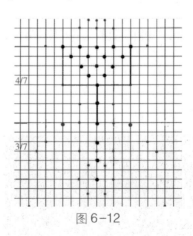

图6-12

部位：伏象上背部及督脉(矢状缝)。

主治：胸部、背部及脊柱相关疾病。

3. 火焰微象针法（图6-13）

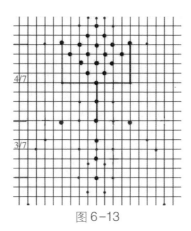

图6-13

部位：伏象颈项部及督脉。

主治：胸部、背部、颈部、喉部及脊柱相关疾病。

4. 上肢九宫微象针法（图6-14）

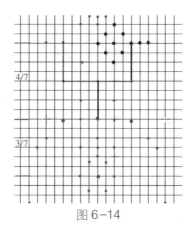

图6-14

部位：冠状缝前1/2处。

主治：上肢肢体疾病，及鼠标症。

5. 胃九宫微象针法(图6-15)

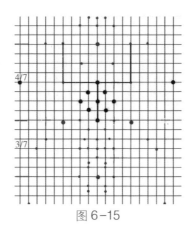

图 6-15

部位：冠矢点与百会连线的后 1/2。

主治：胃脘部疾病。

6. 妇科九宫微象针法(图6-16)

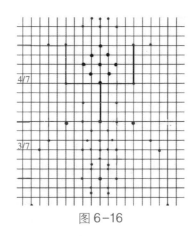

图 6-16

部位：冠矢点与百会连线的前 1/2。

主治：又称肺九宫。肺、胸、上背部疾病以及妇科疾病。

7. 泌尿生殖九宫微象针法（图6-17）

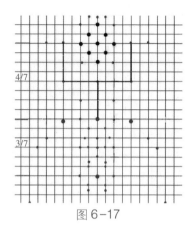

图6-17

部位：以冠矢点为中心的九宫。

主治：又称颈部九宫、大椎九宫。治疗泌尿系统、生殖系统以及喉颈部疾病。

8. X微象针法（图6-18）

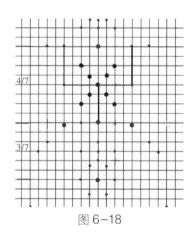

图6-18

部位：书写与运平的连线上，局限于2线内的针点。

主治：肝脏及与肝相关疾病的治疗。

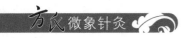

9. 下游微象针法(图6-19)

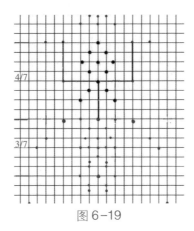

图 6-19

部位：X针法和妇科九宫的结合。

主治：妇科及肝相关疾病、少腹疾病、肠部相关疾病。

10. 上游微象针法(图6-20)

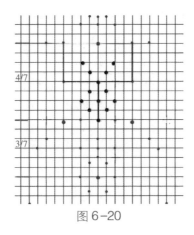

图 6-20

部位：X针法与胃九宫的结合。

主治：肝胃相关疾病。如肝、胃本身疾病，肝气犯胃、肝胃不合表现的疾病等。

11. 重上游(图6-21)

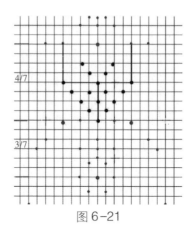

图 6-21

部位：上游针法与感觉区的结合。

主治：肝胃不合引起的全身不适。

12. 肾九宫微象针法(图6-22)

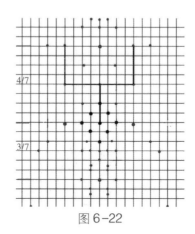

图 6-22

部位：以百会为中心的九宫。

主治：又称百会九宫。肾脏疾病、腰部疾病、腰膝酸软症、耳鸣症、头鸣症、骨质疏松症、闭经、月经不调、宫寒、不孕、心肾不交、失眠、激素水平紊乱、小儿多动症、孤独症、小儿发育迟缓症、阳痿、早泄、肝阳上亢等。

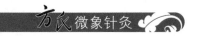

13. 尾骨隐裂微象针法(图6-23)

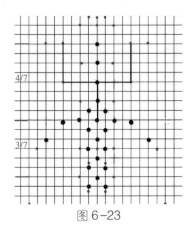

图 6-23

部位：伏象尾骶骨部位，相当于体针的八髎位置。

主治：尾骶骨部位相关的一切疾病，如骶骨疼痛、尾骶骨隐裂等。

14. 髋关节部位微象针法(图6-24)

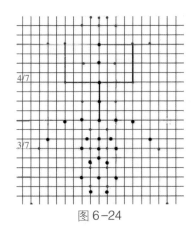

图 6-24

部位：伏象尾骶骨部位。

主治：股骨头部位、髋骨部位及盆骨区相关疾病。

15. 十字型微象针法(图6-25)

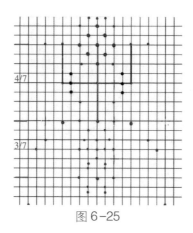

图 6-25

部位：感觉区位置。

主治：颈部疾病引起的头部症状，临床上多配合大椎九宫。

16. 田字型微象针法(图6-26)

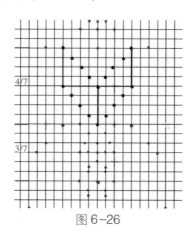

图 6-26

部位：运动系统和感觉系统。

主治：上、中、下焦疾病。如运动系统、感觉系统的灵活应用。

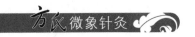

17. 酒杯微象针法 (图 6-27)

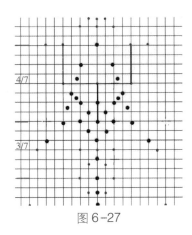

图 6-27

部位：肾九宫，倒脏的心点的结合。

主治：顾名思义，治疗症状类似酒醉后精神异常的疾病。心肾相交，一切与精神因素有关的疾病。如失眠症、焦虑症、抑郁症、肝气郁滞、心肾不交、所有心理精神异常、压力过大引起的各种疾病等。临床上杯中可随证增加其他针法如胃九宫、肺九宫等。

18. 口杯微象针法 (图 6-28)

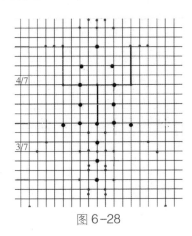

图 6-28

部位：冠矢点与百会之间连线，旁开两个等份的连线。

主治：无其他症状的单纯性全身疼痛。

19. 川字形微象针法(图6-29)

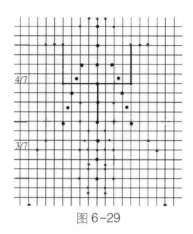

图 6-29

部位：书写与运平连线，矢状缝。

主治：脊柱疾病，包括脊柱疾病及并发四肢症状的疾病，如强直性脊柱炎。

20. 下肢区微象针法(图6-30)

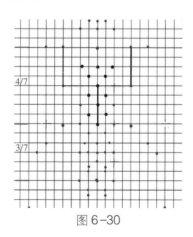

图 6-30

部位：矢状缝旁开1个等份的连线。

主治：腰部以下的下肢疾病以及夜尿频繁等疾病。

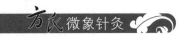

21. 视觉九宫微象针法（图6-31）

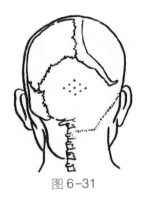

图6-31

部位：仰头巨面象穴区位置。

主治：与眼睛有关的一切疾病以及各种头痛疾病。如小儿近视、小儿散光、视疲劳、眼干燥症、飞蚊症、复视、早期白内障，以及各种头痛、头晕、目眩等。

22. 太阳型微象针法（图6-32）

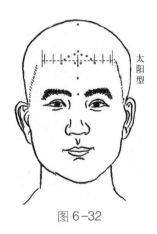

图6-32

部位：额部。

主治：上、中、下三焦疾病，一切外感疾病，以及免疫相关疾病，重症及过敏性鼻炎。临床上如果是重症感冒，可以在思维和发迹线之间加一针，发迹线上3格加一针，简称重症太阳型针法（最外四点连线为菱形形状）。

23. 心 点

(1) 倒脏心点微象针法(图6-33)

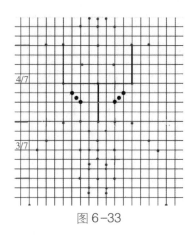

图 6-33

部位：倒脏心点位置。

主治：一切与心相关的疾病，如心慌、心悸等。

(2) 伏脏心点微象针法(图6-34)

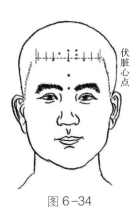

图 6-34

部位：额部伏脏心点位置。左侧三针。

主治：一切与心相关疾病。

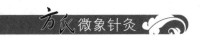

24. 大菱形微象针法 (图 6-35)

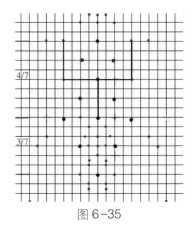

图 6-35

部位：以胃点、运平、人字缝尖为顶点的大菱形微象针法图。

功效：和气活血，调节阴阳，调节体质。

25. 鼻　点

(1) 伏脏鼻点微象针法 (图 6-36)

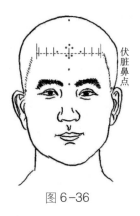

图 6-36

部位：额部，鼻区。

主治：与鼻相关的疾病。

(2)仰头巨面象鼻点微象针法(图6-37)

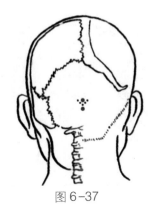

图 6-37

部位：枕骨粗隆上下两针。

主治：与鼻相关的疾病。

26. 腹内胀满微象针法(图6-38)

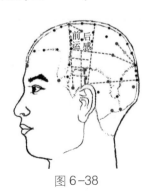

图 6-38

部位：冠矢点与耳尖连线的下1/4。

主治：胃脘部相关疾病，以及听觉系统相关疾病。

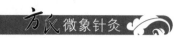

27. 面部治疗微象针法（图6-39）

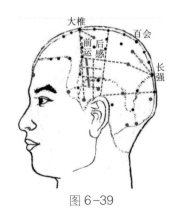

图6-39

部位：冠矢点与耳尖连线中点与下 1/8 的区域，倒象的颜面部位置。

主治：出现颜面部症状的一切疾病。

28. 单 8 微象针法

（1）顶伏脏二单 8 针法（图6-40）

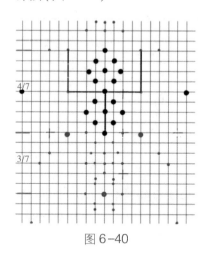

图6-40

部位：少腹九宫（肺九宫）和胃九宫。

主治：与肺、胃、少腹、肝有关的一切疾病。

（2）仰头巨面象单 8 针法（图 6-41）

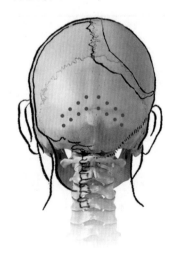

图 6-41

部位：枕部。

主治：出现颜面部症状的一切疾病。同侧治疗。

四、微象针法的临床应用

微象针法治疗范围广，取穴方便，效果显著。现将常见病的简要治疗方法列出，予以参考（表 6-1）。在临床上要灵活运用，因病选穴。

表 6-1　常见疾病的微象针灸取穴简要方法

疾病	病症		主穴	配穴
头部疾病	头痛	妇科头痛	妇科九宫伏脏：下焦	架子穴
		感冒头痛	肺九宫、颈部九宫、嗅味、伏脏：太阳	架子穴
		用脑过度	十字形伏脏：心点	架子穴
	脱发		视觉、嗅味、伏脏：上下焦	架子穴
	高血压低血压		书写、听觉、伏脏：心点	架子穴
	眩晕		X 微象针法、听觉、平衡、伏脏：太阳	架子穴
	头鸣		颈部九宫、倒脏、肾九宫	架子穴

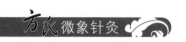

续表

疾病	病症	主穴	配穴
脑部疾病	脑震荡后遗症	倒象、倒脏、上 1/2 颈部九宫仰头巨面象	人字缝尖、癫狂、架子穴
	脑炎后遗症		人字缝尖、癫狂、架子穴
	大脑发育不全		
	精神分裂症	伏象头、颈部九宫，长强，百会，上 1/2，听觉	架子穴
	癔症		
	脑软化	倒象、倒脏、中央沟及涉及肢体部位、矢状缝	架子穴
	脑血栓形成		
	脑出血		
	脑栓塞		
	短暂性脑缺血		
	共济失调	架子穴、书写	架子穴
	舞蹈症	酒杯	架子穴
	帕金森病	下肢区，冠状缝(4、5、6)	架子穴
心脏疾病	心动过速	伏脏、伏象：心点酒杯	倒脏、倒象、X 针法、架子穴、心点
	风心病		
	肺心病		
	冠心病		
	心律失常		
	心官能症		
肺部疾病	气管炎	肺九宫	伏脏：上焦，太阳，架子穴
	肺气肿		
胃部疾病	恶心、呕吐	胃九宫、单 8、下 1/2 伏脏：中焦	架子穴
	急慢性胃炎		
	胃神经症		
	胃溃疡		
	胃痉挛		
	胃下垂		
胁肋疾病	肋间神经痛	X 针法、下游、金三角	架子穴、通里、体环针腕上环 m_4(远心端)
	胸胁胀满		
	急慢性肝炎	下游	
	胆囊炎		

续表

疾病	病症		主穴		配穴
横膈部疾病	膈肌痉挛		肾九宫、听觉、上焦、太阳		架子穴
腹部疾病	腹泻	热	大椎九宫、单8针法、腹内胀满		架子穴
		寒			
	腹痛				
	痢疾				
面部疾病	三叉神经痛		肺九宫	伏脏：上焦、太阳	架子穴
	面神经麻痹				
	牙痛			上焦牙痛区	
	色素沉着				
	扁平疣				
眼部疾病	急性结膜炎		X针法、听觉、嗅味、视觉、伏脏：上焦、中焦、肾、阳白		架子穴
	迎风流泪				
	角膜斑翳				
	复视				
	青光眼				
	视网膜炎				
	近视				
	眼干燥症				
	飞蚊症				
耳部疾病	中耳炎		听觉、上1/2、肾九宫、听觉、嗅味、心点		架子穴
	耳鸣				
	听力减退				
	幻听				
	内耳性眩晕			平衡	

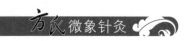

疾病	病症		主穴		配穴
鼻喉部疾病	聋哑		听觉、颈部九宫、说话、嗅味、听觉		架子穴
	鼻炎				
	口疮				
	嗅觉障碍				
	流涎				
	咽炎			颈部九宫、枕骨粗隆下	
	口吃			说话、书写、听觉	
	失语	运动性			
		震颤性			
		感觉性			
	甲状腺肿大		颈部九宫、伏脏：上焦、鼻枕骨粗隆		间使、架子穴
	鼻牛血穴				
皮肤部疾病	汗多	自汗	肾九宫、伏脏：太阳		嗅味、架子穴
		盗汗			
	荨麻疹		肺九宫、太阳、嗅味		架子穴
	湿疹				
	瘙痒				
	神经性皮炎				
	疖肿				

疾病	病症			主穴	配穴
外科疾病	痹症	行痹		下肢区，冠状缝4、5、6	架子穴
		痛痹			
		着痹			
	乳腺炎			伏脏、上焦、太阳	肺九宫胸部，体环针腕上环M4
	脉管炎			下肢区	架子穴
	腰扭伤			肾九宫	架子穴、手象针：腰
	脱肛			大椎九宫	手象针：会阴
	足跟痛			星点	手象针：足跟点
	阑尾炎			下肢区	架子穴
	肠麻痹梗阻			单8针法	架子穴
	落枕			火焰	架子穴
泌尿系统疾病	尿急			下肢区伏脏：下焦	架子穴
	尿频				
	尿崩				
	膀胱炎			少腹九宫	
	尿道炎			生殖九宫	
	尿道结石			肾九宫、人字缝尖九宫	
	遗尿	实证		尾骶骨隐裂针法下肢区	无梦：百会、伏脏：下焦
		虚证			有梦：信号、思维、记忆
	肾炎			肾九宫、倒脏伏脏：下焦	架子穴
男性疾病	睾丸炎			大椎九宫，肾九宫	伏脏、下焦、下肢区
	遗精				
	阳痿				
妇科疾病	痛经			妇科九宫	架子穴、体环针（腓三针）
	子宫脱垂				
	闭经				
	月经不调				
	白带			妇科九宫、尾骶骨隐裂针法	
	难产				
	不孕症				

实战篇

SHIZHANPIAN

　　微象针灸的临床实践，是一个渐进的过程。数代人，近50年的临床实践，方氏针灸一直在发展之中，最后汇聚成微象针灸的治疗模式。而头皮针、手象针、足象针、体环针这几种针灸治疗方法，皆自成体系。得其一术，即可取效于临床，铸一方之名医。为了体现方氏针灸继承与不断发展的特点，现将这些内容分类展示。

第七章 头皮针的临床实践

第一节 头皮针的临床治疗

头皮针立竿见影者不胜枚举，随手而愈者屡见不鲜，就千百万份病例中写出4例，以窥一斑。

例1 胸痹（冠心病）

陈某某，女，38岁。

主诉：胸痛、胸闷、气短1年。

病史：患者1年前，开始出现胸闷、胸痛，并逐渐加重，劳则更甚，伴心慌气短，全身乏力，善太息，食少，睡眠欠佳。

检查：面色不华，形体消瘦。舌质紫暗，苔薄白。脉沉细。心电图提示：心肌劳损，冠状动脉供血不良。血脂：胆固醇6.5mmol/L（250mg%），三酰甘油1.24mmol/L（113mg%）；脑血流图提示：脑血管弹性减退，血管紧张度增高。眼底：动脉硬化Ⅱ期。血压：12/8kPa（90/60mmHg）。

诊断：胸痹（冠心病）——瘀血痹阻型。

治则：活血化瘀，通络止痛。

取穴：头皮针伏脏心胸部，倒脏下焦相应部位；配伏象、倒象相应部位、呼循穴等。

操作：每次留针30分钟。每日1次，每10次为1个疗程。每针5次，休息2天。共治疗4个疗程。

复诊：患者自诉胸痛、胸闷消失，仅劳累时还觉气短。

复查结果：心电图大致正常；血脂正常；血压16/10.7kPa（120/80mmHg）；脑血流图、眼底无明显改变。

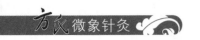

按语：胸痹一证，为气血瘀滞、脉络痹阻、心失所养而致，系西医冠心病。治宜活血通络。近年来，针灸治疗冠心病的研究已不断深入，取得较大进展。例如，对冠心病所致的心律失常、心绞痛等，均取得较好疗效。但从治疗方法看，多用体针、耳针、电针、激光和微波照射等，仅用头皮针的报道甚少。我们的临床经验证明，头皮针伏脏、倒脏相应穴位，具有降血脂作用，并可降低交感神经的兴奋性，减慢心率，降低心肌耗氧量，增加每搏输出量，使冠状动脉灌注量增加，从而改善心肌缺血状况，起到活血祛瘀、通痹止痛的作用，故能使病愈。采用本法，对40例冠心病患者进行了治疗观察，其症状消失或减轻，总有效率为96.51%，心电图改善有效率为87.5%，血脂有明显下降，左心功能6项指标针刺前后测试，有显著差异。

例2 眩晕（高血压）

杨某某，男，47岁。

主诉：头痛，头晕，心烦1年。

病史：患者1年前，无明显诱因出现头晕头痛，并逐渐加重，伴心烦，少寐。大便时干，小便黄赤。既往有高血压病史。

检查：神清语明，面红目赤。舌质红，苔薄黄。脉细弦。血压：21.3/13.3kPa（160/100mmHg），双眼底动脉硬化Ⅰ期。胆固醇4.91mmol/L（189mg/dl），三酸甘油酯0.98mmol/L（89.2mg/dl）。脑血流图提示脑血管紧张度稍增高，弹性差。

诊断：眩晕（高血压病），肝阳上亢型。

治则：平肝潜阳，滋补肾阴。

取穴：思维、书写穴（双）、呼循穴（双）、听觉（双）。

配穴：伏象腰部、伏脏的肝、肾相应区。

操作：用飞针法。每日1次，每次留针45分钟。10次为1个疗程。针刺5天，休息2天，再针5次。治疗期间，停用一切降压药及其他治疗。

复诊：患者第1次诊治即血压下降。第1疗程后，自觉症状消失。

复查结果：血压16/10.7kPa（120/80mmHg），眼底改善。脑血流图提示脑血管弹性较前好转。胆固醇3.27mmol/L（126mg/dl）；三酰甘油0.7mmol/L（64mg/dl）。舌质淡红，苔薄白。脉和缓。随访1年，症状再未复发。

按语：高血压病之眩晕，多由肝阳上亢所致。患者年近五旬，肝肾已虚，水不涵木，肝阳偏亢，风阳上扰，清窍不利，发为本病。头皮针的书写、思维、听觉、呼循穴等，均为降压之佳穴。经动物实验观察，能稳定交感神经功能并保持循环功能的稳定性；消除或降低血管紧张的兴奋作用，使血压下降。以上穴位针刺5分钟后，血压即下降，一般15分钟达最佳效应。用本法治疗630多例高血压患者，其降压有效率为96%以上；显效率75.77%。

例3 痿证(脊髓炎后遗症)

张某某，女，32岁。

主诉：双下肢瘫痪半年。

病史：患者半年前，无明显诱因出现发热、咳嗽、周身疼痛，四肢尤甚。3个月后，即感下肢发凉，继则瘫痪，右腿较重，纳食减少，身体消瘦。同年8月，去西安市某医院诊治。诊断为脊髓炎后遗症，脊髓蛛网膜炎。经用烟草酚、地巴唑、维生素等药后，病情无明显变化，故来我处治疗。

检查：身体消瘦，下肢发凉，不能站立。舌质淡，苔薄白。脉细数。

诊断：痿症(脊髓炎后遗症)——气血亏虚，阴虚阳亢型。

治则：补益气血，清热养阴。

取穴：头皮针伏象下肢(双)、倒象下部(双)。

操作：采用飞针法。每日1次，每次留针45分钟至1小时。针刺后，患者病情逐日好转，针至第8次，患者即可单独来医院就诊。共针9次，基本痊愈。半年后随访，已能参加正常劳动。

按语：针灸治疗脊髓炎后遗症，目前多是局部腧穴及下肢部腧穴为主，单用头皮针治疗的疗效报道尚少见。

头皮针"伏象"为伏于冠状缝、矢状缝、人字缝之上的人体缩影，为总运动中枢。临床实践证明，对运动系统、血管系统的疾病有良好效果。据山东大学生理教研组实验观察，针刺该穴，可提高脊髓前角运动细胞的兴奋性。故治疗该病，取其伏象相应部位，配以倒象，每获良效。

例4 痉证(脑膜炎后遗症)

潘某某，女，4岁。

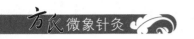

主诉：四肢抽搐，浑身震颤2个月余。

病史：患儿于3个月前患脑炎，在当地医院住院治疗1个月余。出院时遗有：四肢抽搐，浑身震颤，弄舌，瞪眼，不能讲话，吞咽较困难。曾服用中西药物治疗，但效果不显，特来我处求治。

检查：神志不清，失语，四肢抽搐，弄舌，瞪眼。舌质淡红，苔薄黄。

诊断：痉证(脑膜炎后遗症)——肝肾阴亏型。

治则：滋补肝肾，养阴止痉。

取穴：头皮针伏象头部，伏脏上焦头部、说话穴。

操作：采用飞针法。每日1次，每次留针30分钟。

初诊后，患儿即会啼哭。

二诊，加伏象上下肢穴区。

治疗9次。休息4天后，患儿已能跑着玩耍，自己能拿着食物吃，四肢抽搐、弄舌、瞪眼等症状已消失。但说话仍不太清楚。又针治5次，患儿会叫"爸爸""妈妈"，基本痊愈。嘱其继续加强功能锻炼。

按语：痉症多由于流脑、乙脑及各种高热所致。主要病因是津血虚少，筋脉失养，肝风内动。采用"伏象"疗效好。该病病位在大脑，故取相应的头部。说话穴，为大脑皮层语言中枢在头皮表面的投影区，主治运动性失语症。以上穴位共用，能够促进脑炎后遗症的恢复，获满意疗效。

第二节　头皮针的临床疗效汇总

早期头皮针疗法，具有经济简便、易于掌握、应用广泛、起效迅速、疗效显著、副作用少的优点，一般不受地点、气候及体位的限制。20多年来，通过20多万人次、150余种疾病的疗效观察，均收到了较为满意的效果。其中1978年前资料记载较全的有3654例患者、159种疾病的治疗观察，显效2413例，占66.04%；有效1132例，占30.98%。总有效率为97.02%（表7-1）。

疗效判断标准：

显效：指症状完全消失，恢复正常或明显减轻。

有效：指患者症状有不同程度的减轻。

无效：指无明显的变化和结果不明者。

表7-1 头皮针疗效统计

科别	病症	例数	显效	有效	无效	备注
内科	脑血栓形成	154	106	46	2	
	脑出血	30	16	12	2	
	脑血管痉挛	24	15	9		
	脑炎后遗症	8	4	4		
	神经性脑出血	1	1			
	神经衰弱	42	8	31	3	
	神经症	7	4	3		
	精神病	32	4	23	5	
	癔症	54	28	24	2	
	头痛	127	91	31	5	
	失眠	23	17	3	3	
	嗜睡	4	3	1		
	耳鸣	3	2	1		
	半身麻木	12	9	3		
	癫痫	24	10	13	1	
	周期性瘫痪	8	5	3		
	风湿热	3	2	1		
	风湿性心脏症	29	19	7	3	
	类风湿	10	2	8		
	骨膜炎	5	4	1		
	高血压	623	497	97	29	
	低血压	3	1	1	1	
	冠心病	25	17	7	1	
	阵发性心动过速	5	5			
	糖尿病	6	3	2	1	
	慢性静脉炎	1		1		
	胃痉挛	34	26	8		
	胃痛	8	7	1		
	胃炎	2	1	1		
	膈肌痉挛	6	4	2		

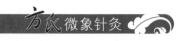

续表

科别	病症	例数	显效	有效	无效	备注
内科	胃弛缓	4	1	3		
	急性胃肠炎	13	12	1		
	胃溃疡	5	1	4		
	肠痉挛	11	10	1		
	消化不良	22	12	10		
	肠麻痹	3	2	1		
	胆囊炎	11	5	6		
	胆道蛔虫	4	2	2		
	慢性肠炎	13	11	1	1	
	肝炎	36	22	13	1	
	疟疾	11	9	2		
	肾炎	2	1	1		
	肾盂肾炎	10	7	3		
	膀胱炎	5	3	2		
	前列腺炎	12	10	2		
	遗尿	10	4	4	2	
	尿失禁	3	2	1		
	遗精	8	6	2		
	阳痿	3	1	2		
	支气管炎	9	2	7		
	肺炎	3	2	1		
	支气管哮喘	7	4	3		
	肺结核	6	2	2	2	
	肺心病	3	2	1		
	感冒	67	34	33		
	自主神经紊乱	4	3	1		
	甲状腺功能亢进	4	1	3		
	自汗	8	4	4		
	神经性震颤	5	4	1		
	结肠炎	4	2	2		
	色素沉着	15	8	6	1	

续表

科别	病症	例数	显效	有效	无效	备注
外科	肋间神经痛	25	12	13		
	周围神经痛	28	10	16	2	
	腹股沟神经痛	3	3			
	风湿性关节炎	261	161	96	4	
	风湿性脊柱炎	3	2	1		
	落枕	26	25	1		
	坐骨神经痛	31	14	17		
	腓总神经麻痹	7	4	3		
	精索神经痛	6	3	3		
	末梢神经炎	26	17	7	2	
	棘间韧带炎	2	1	1		
	背痛	128	72	53	3	
	脑震荡	13	8	5		
	胸痛	8	6	2		
	末梢神经麻痹	3	2	1		
	腰腿痛	111	48	59	4	
	脚跟痛	4	4			
	扭伤	20	8	12		
	腰椎增生	6	3	2	1	
	椎间盘脱出	6	5	1		
	挫伤	29	19	10		指止痛
	劳损	17	8	9		
	腱鞘囊肿	5	3	2		
	骨结核	1		1		
	胆结石	11	7	4		
	阑尾炎	30	22	6	2	
	阑尾脓肿	9	8	1		
	胃十二指肠穿孔	5	4	1		
	脱肛	3	1	2		
	混合痔出血	14	4	10		

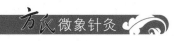

续表

科别	病症	例数	显效	有效	无效	备注
外科	大小便失禁	2	1	1		
	尿道炎	2	2			
	龟头炎	1	1			
	睾丸炎	2	2			
	睾丸神经痛	6	5	1		
	乳腺炎	16	10	6		
	滑液囊肿	2	1	1		
	腹股沟淋巴结炎	4	2	2		
	颈淋巴结炎	1	1			
	下肢淋巴管炎	4	2	2		
	象皮腿	3	1	2		
	神经性皮炎	6	2	4		
	下肢溃疡	1		1		
	疖肿	7	4	3		
	湿疹	27	10	8		
	带状疱疹	12	8	4		
	荨麻疹	14	12	2		
	班替综合征	3	2	1		
	丹毒	2	1	1		
	瘙痒症	3	2	1		
	手术后遗疼痛	7	5	2		
	酒渣鼻	18	14	4		
	乳头炎	14	13	1		
	腓神经麻痹	13	9	4		
	外伤后遗头痛	2	1	1		
	皮炎	2	1	1		
	皮肤温度觉失调	34	30	4		
	胃癌	2		2		指症状减轻
	食管癌	12	3	7	2	指症状减轻

续表

科别	病症	例数	显效	有效	无效	备注
妇儿科	子宫颈癌	4		4		指症状减轻
	月经不调	138	126	11	1	功能性
	痛经	15	13	2		
	白带	11	8	3		
	子宫内膜炎	5	4	1		
	脊髓前角灰白质炎	35	25	8	2	
五官科	中耳炎	11	3	8		
	神经性耳聋	23	12	11		
	神经性耳鸣	11	4	5	2	
	聋哑	4	1	2	1	
	鼻炎	53	21	30	2	
	咽炎	12	10	2		
	嗅觉障碍	16	16			
	味觉障碍	4	2	2		
	口吃	2		2		
	流涎	33	29	2	2	
	牙痛	88	70	18		
	沙眼	5		5		
	复视	17	12	4	1	
	斜视	7	2	5		
	青光眼	33	17	15	1	
	近视眼	7	1	6		
	视神经炎	3	2	1		
	视神经萎缩	2	1	1		
	中心性视网膜炎	41	31	7	3	
	急性结膜炎	12	3	9		
	迎风流泪	2	1	1		
	角膜溃疡	1		1		
	角膜斑翳	32	17	14	1	
	视网膜剥离	3		3		
	颜面神经麻痹	55	24	28	3	

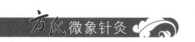

续表

科别	病症	例数	显效	有效	无效	备注
五官科	鼻出血	11	8	2	1	
	面神经痉挛	3	2	1		
	三叉神经痛	34	18	14	2	
	梅尼埃综合征	21	20	1		
	扁桃体炎	10	8	2		
	扁桃体脓肿	6	2	4		
	齿龈炎	10	8	2		
其他	帕金森综合征	11	7	3	1	
合计	例数	3654	2413	1132	109	
	百分比（%）		66.04	30.98	2.98	
	总有效率	97.02%				

第三节　头皮针相关文献资料

一、头皮针治疗高血压病 1292 例疗效观察

1977—1987 年，在临床上，用头皮针治疗高血压病例数万人次，5000 多例患者。资料记载较全者 1292 例，对这类患者进行了观察总结，现报告如下。

1. 一般资料

病例的选择：按 1974 年全国冠心病、高血压病普查预防座谈会修订的高血压病诊断参考标准及疗效评定标准选择患者和评定疗效。1292 例患者全部做过体格检查：胸透、眼底、心电图、脑血流图及生化检查；部分人还做了左心功能、心电向量、超声心动等项测定，均确诊为原发性高血压。

1292 例患者中，男性 395 例，女性 897 例。年龄最大者 84 岁，最小者 16 岁，平均年龄 49 岁。病程 5 年以内者 297 例，6～10 年者 576 例，10 年以上者 419 例。西医诊断高血压 Ⅰ 期 298 例，Ⅱ 期 754 例，Ⅲ 期 240 例。中医分型：肝阳上亢型 271 例，阴虚阳亢型 668 例，阴阳两虚型 237 例，痰湿壅盛型 116 例。

2. 治疗方法

取穴书写：以冠矢点（冠状缝与矢状缝交点）为顶点，向左、右向画一条线与矢状缝成45°夹角，在此两线上距冠矢点3格处。呼循：风池穴内上方，枕骨外粗隆尖下5格旁开4格处。思维：印堂穴直上3格处。听觉：耳尖上1.5格处。配穴伏象头部：冠矢点前1~3格处，宽为2格。进针须达骨膜。留针30分钟，中间捻针1次。每日针1次，10次为1疗程。连针5次，休息两天再针治5次。疗程间隔3~5天，连续针刺3个疗程，此间停用降压药及其他治疗。

针刺前后，各测1次血压；每疗程后，作各项复查。半年、1年半各时期，对部分患者随访。

3. 观察结果

（1）降压疗效：本组患者平均血压，由治疗前的 172.37±12.5/103.57±11.3mmHg，降为 140.66±18.0/83.46±12.3mmHg。近期降压疗效非常显著（$P<0.01$）。参见表7-2。

表7-2　各疗程降压情况

疗程	例数	收缩压平均下降（mmHg）	舒张压平均下降（mmHg）	显效		有效		无效	
				例数	%	例数	%	例数	%
第1疗程	1292	26.89±21.0	16.76±14.1	786	60.84	366	28.34	140	10.81
第2疗程	1292	30.78±18.1	29.67±13.1	867	67.11	322	24.92	103	7.97
第3疗程	1292	31.72±18.0	20.11±12.3	99	77.32	266	20.59	27	2.09

（2）对高血压各种症状均有明显效果。参见表7-3。

表7-3　症状疗效

症状	头痛	心悸	头昏	眼花	耳鸣	健忘	五心烦热	腰酸腿软	四肢麻木	失眠	胸闷	走路不稳	畏寒肢冷	易怒
治疗前	643	686	937	525	510	159	263	384	306	410	217	96	114	423
治疗后	87	92	120	26	78	76	41	63	60	52	27	15	26	49

从表7-2看，第2与第1、第3与第2疗程的收缩压、舒张压下降比较，除第2疗程舒张压下降明显（$0.01<P<0.05$），其他均不明显（$P>0.05$）。第3疗程与第1疗程比较，两者下降均显著（$P<0.01$）。从显效上

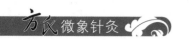

看，第 2 疗程比第 1 疗程高（0.01<P<0.05），第 3 疗程比第 2 疗程高（P<0.01）。

（3）年龄、病程与降压疗效的关系

病程：5 年以内总有效率为 100%，5～10 年为 98.26%，10 年以上者为 95.95%，显效率 5 年以内较 10 年以上者显著增高（P<0.01）。

年龄：在 39 岁以下者，有效率为 100%；40～49 岁，有效率为 99.65%；50～59 岁，有效率为 97.49%；60 岁以上，有效率为 95.17%。从显效率上讲，39 岁以下者较 40 岁以上者显著高（0.01<P<0.05）。参见表 7-4。

表 7-4　年龄、病程与降压疗效关系

		例数	显效		有效		总有效		无效	
			例数	%	例数	%	例数	%	例数	%
年龄	39 岁以下	310	298	96.13	12	3.87	310	100		
	40～49	290	235	81.03	54	18.62	289	99.65	1	0.35
	50～59	320	226	70.63	86	26.86	312	97.49	8	2.5
	60 岁以上	372	240	64.52	114	30.65	486	95.17	18	4.84
	合计	1292	999	77.32	266	20.59	1265	97.91	27	2.09
病程	5 年以内	297	289	97.31	8	2.69	297	100		
	6～10 年	576	461	80.03	105	18.23	566	98.26	10	1.74
	10 年以上	419	249	59.43	153	36.52	402	95.95	17	4.06
	合计	1292	999	77.32	266	20.59	1265	97.91	27	2.09

（4）分型、分期与降压疗效的关系：中医各型中，以肝阳上亢和阴阳两虚型，降压疗效较好（0.01<P<0.05），痰湿壅盛型较差（0.01<P<0.05）。西医分期中，高血压 I 期降压疗效较好，II 期显效率较差。参见表 7-5。

（5）对心脏的作用：1292 例患者中，胸透、心电图正常者 782 例，有病理变化者 564 例。针后痊愈 307 例，占 54.43%。有效 105 例，占 18.62%。总有效率 73.05%。参见表 7-6。

（6）对血脂的作用：观察 740 例患者，测定胆固醇高于正常者 102 例，低于正常者 220 例。治后转为正常者 88 例（P<0.01）。545 例患者，甘油三酯测定高于正常者 198 例，低于正常 7 例。治后转为正常者 4 例。260 例患者，测定 β-脂蛋白，高于正常者 120 例。治疗后转为正常者 15 例（0.01<P<0.05）。参见表 7-7。

表 7-5　分型分期和降压疗效的关系

分型与分期		例数	显效		有效		总有效		无效	
			例数	%	例数	%	例数	%	例数	%
中医	肝阳上亢	271	230	84.87	38	14.02	3	1.11	268	98.89
	阴虚阳亢	668	515	77.1	148	22.15	5	0.75	663	99.25
	阴阳两虚	237	223	94.09	14	5.91			237	100
	痰湿壅盛	116	31	26.72	66	56.9	19	15.08	97	83.62
	合计	**1292**	**999**	**77.32**	**266**	**20.59**	**27**	**2.09**	**1265**	**97.91**
西医	Ⅰ期	298	283	94.97	15	5.03			298	100
	Ⅱ期	754	620	82.23	115	15.25	19	2.52	735	97.48
	Ⅲ期	240	96	40	136	56.67	8	3.33	232	96.67
	合计	**1292**	**999**	**77.32**	**266**	**20.61**	**27**	**2.09**	**1265**	**97.91**

表 7-6　针刺前后心电图变化关系

项目	针前症状变化例数	针后痊愈		针后有效		无变化		总有效	
		例数	%	例数	%	例数	%	例数	%
冠状动脉供血不良	140	60	42.86	40	28.57	40	28.57	100	71.5
传导阻滞	70	14	20	16	22.86	40	55.14	30	44.86
左室肥厚	77	17	22.08	4	5.19	56	27.27	21	72.73
左室高电压	68	50	73.53	8	11.76	10	14.71	58	85.29
心律不齐	75	65	86.67	10	13.33			75	100
低电压	18	11	61.11	7	38.89			18	100
电轴左偏	102	78	76.47	18	17.65	6	5.88	96	94.12
S-T段下降	14	12	85.71	2	14.29			14	100
合计	**564**	**307**	**54.43**	**105**	**18.62**	**152**	**26.95**	**412**	**73.05**

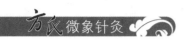

表 7-7 针刺前后血脂变化

		病例人数	正常		高于正常范围		低于正常范围	
			例数	%	例数	%	例数	%
血清胆固醇	针前	740	418	56.49	102	13.78	220	29.73
	针后	740	490	66.22	110	14.87	140	18.91
甘油三酯	针前	545	340	62.39	198	36.33	7	1.28
	针后	545	344	63.12	195	35.78	6	1.10
β-脂蛋白	针前	260	140	53.85	120	46.15		
	针后	260	155	59.62	105	40.38		

（7）对眼底的影响：1292 例患者中，眼底正常者 289 例，该期高血压Ⅰ级者 243 例，Ⅱ级者 574 例，Ⅲ级者 186 例。针刺治疗后，有 13 例Ⅰ级眼底者变为正常，4 例Ⅱ级患者好转，2 例Ⅱ级患者变为Ⅲ级。从疗效上看，Ⅰ级眼底疗效较好，Ⅲ级较差。

（8）远期疗效观察：为了观察头皮针治疗高血压的远期疗效，我们于针刺治疗后 6 个月、12 个月、18 个月，分别复查了 205 例、285 例、406例。其结果参见表 7-8。

表 7-8 远期疗效观察

随访时间	随访例数	治疗前平均血压（mmHg）		复查时平均血压（mmHg）		平均下降幅度			
		收缩压	舒张压	收缩压	舒张压	收缩压	t 测验	舒张压	t 测验
6 个月后	205	178.91±23.39	104.10±11.80	148.50±17.00	82.66±8.54	30.41±14.48	t=17.3 P<0.01	20.44±12.59	t=14.5 P<0.01
12 个月后	285	178.13±21.47	105.04±10.77	160.96±28.11	92.90±12.45	17.17±20.37	t=8.42 P<0.01	12.14±13.19	t=9.06 P<0.01
18 个月后	406	171.39±22.21	101.96±9.80	154.95±23.00	91.39±10.58	16.44±19.34	t=11.8 P<0.01	10.57±9.34	t=16 P<0.01

		显效		有效		总有效		无效	
		例数	%	例数	%	例数	%	例数	%
6 个月后	205	155	75.73	45	21.95	206	97.59	5	2.44
12 个月后	285	135	47.36	60	21.06	195	68.42	90	31.58
18 个月后	406	188	46.61	88	21.67	276	67.98	130	32.02

从表7-8可看出,针后6个月、12个月、18个月的平均收缩压和舒张压均明显低于治疗前($P<0.01$)。但12个月和18个月的总有效率,均较6个月时降低($\chi^2 = 28.08$,$P<0.01$),而12个月和18个月之间,则无差异($\chi^2 = 0.82$,$P>0.05$)。

4. 小 结

(1)本文对头皮针治疗高血压病1292例,进行了近期疗效统计分析。结果降压总有效率为97.91%。对各种临床症状,均有明显效果。

(2)对心电图、血脂、眼底、胸透等,随访均有不同程度的改善。

(3)对部分患者的远期疗效,进行了随访复查。随访资料表明:停止治疗6个月时,降压效果比较稳定。之后随着时间的推移,血压有回升趋势。

(方云鹏 方本正 杜明旭)

二、头皮针治疗707例脑血管意外偏瘫疗效体会

脑血管病是三大死亡病因之一,已列为我国医疗科研规划的一项重点。近年来,对脑血管病的治疗研究进展迅速,有效的内外科治疗措施,已广泛应用于临床。据国内外治疗脑血管病的临床报道,临床应用各种治疗方案有效率大致相似,但基本治愈率相差悬殊。近十几年来,我们探索用头皮针治疗效果较为满意,残疾率低,后遗症少,有继续探讨的价值。

1. 临床资料

1977—1987年,我们应用头皮针治疗脑血管病偏瘫资料记载较全的有707例。男431例,女276例。年龄最小者13岁,最大者85岁,平均年龄49.3岁。病程最短者1天,最长者1~3年。脑出血47例,脑血栓567例,脑栓塞30例,脑动脉硬化27例,脑挫伤7例,脑血管痉挛16例,其他13例。

2. 治疗方法

均采用头皮针治疗。运动障碍,以伏象、倒象患侧为主;感觉障碍,以伏脏、倒脏患侧为主;神志不清,取思维、头部、记忆、信号为主;血压不稳者,取头部、书写、听觉、呼循为主;语言障碍,以说话、记忆、信号为主。此外,根据患者具体情况,结合中医辨证施治,选取头皮针其他穴位,或适当配合其他穴位(指个别患者头皮某部位因有瘢痕、炎症等,

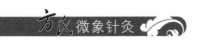

或其他原因不宜针刺者，适当配合头皮针以外的穴位）。

每日针刺 1 次。10～15 次为一疗程，留针 30～50 分钟。休息 3～5 天，再进行第 2 个疗程。

3. 疗效观察

治疗时间，最短者 1 个疗程，最长者 10 个月，一般 5～7 个疗程。不满 1 个疗程者，不属于观察病例。治疗过程中死亡 1 例，属无效病例。

疗效的判定，根据治疗前后肢体瘫痪程度及活动变化时肌力恢复强弱，生活能否自理，语言是否流利等综合判断治疗情况。分基本治愈、显效、有效、无效 4 种。

基本治愈：偏瘫、麻木、失语等主要症状恢复生理功能，能够劳动或工作。显效：偏瘫、麻木、失语有明显恢复，生活基本自理。有效：症状有不同程度的改善。无效：症状无明显变化。

治疗结果：707 例基本治愈 437 例，占 61.8%。显效 115 例，占 16.27%。有效 138 例，占 19.52%。无效 17 例，占 2.4%。总有效 97.6%。效果是比较好的。参见表 7-9。

表 7-9　疗效统计分析

疾病分类	病例数	基本治愈		显效		有效		无效	
		例数	%	例数	%	例数	%	例数	%
脑血栓	567	351	61.90	90	15.87	112	19.75	14	2.47
脑栓塞	30	14	46.67	6	20	8	26.67	2	6.67
脑出血	47	24	51.06	12	25.53	10	21.28	1	2.13
脑动脉硬化	27	25	92.59	1	3.70	1	3.70		
脑血管痉挛	16	16	100						
脑挫伤	7	7	100						
其他	13			6	46.15	7	53.85		
合计	707	437	61.81	115	16.27	138	19.52	17	2.40

发病时间与疗效的关系：发病的时间与疗效关系至为密切。时间越短，疗效越好；病程长，效果差。参见表 7-10。

表 7-10 发病时间与疗效关系

病程	病例数	基本治愈		显效		有效		无效		总有效	
		例数	%	例数	%	例数	%	例数	%	例数	%
1~15 天	207	190	91.79	8	3.86	8	3.86	1	0.48	206	99.52
16 天至 3 个月	290	180	62.07	58	20.00	50	17.24	2	0.69	288	99.31
3~6 个月	103	62	60.19	23	22.33	15	14.56	3	2.91	100	97.09
6 个月至 1 年	55	5	9.09	25	45.45	23	41.82	2	3.64	53	96.36
1 年以上	48			11	22.92	28	58.33	9	18.75	39	81.25

4. 疗效与适应期的关系

脑血管病所致偏瘫，又分为脑出血、脑梗死等。发病时，均侵犯上运动神经元，表现为中枢神经性瘫，呈急性发作，病理谓之"锥体束休克期"，为软瘫。此期，采用头皮针治疗，极少留下残疾。若推迟治疗 2~3 周，即开始转化为"锥体束休克恢复期"，为痉挛性瘫痪，从而会降低治愈率，增加残疾率。

锥体束休克症状有规律性出现，四肢肌随意运动障碍程度也不相同，某些肌群瘫痪较为严重，某些肌群较轻。如上肢前臂伸肌的瘫痪较为严重，足背屈肌和外展肌的瘫痪出现较早。掌握此点，在治疗上有积极的促进作用。不少医者只注意患者的生命安全，而忽视肢体功能恢复的治疗，以致造成患者肢体功能恢复的困难，或致患者终身残疾。如大脑中动脉栓塞治疗不及时，数周后即可出现前臂肌群萎缩，鉴于肩胛带特别是三角肌萎缩进展快，并可出现肩关节脱位，从而增加了治疗上的困难。

过去人们认为，脑血管意外患者一定要过了危险期，才能配合针灸治疗后遗症，目的是避免针灸刺激引起一系列的不良反应，但这实际上延误了治疗时机。特别是对脑梗死患者，抓紧时机及时治疗，有利于疾病的恢复。从疗效统计分析可以清楚地看到这一点。对危险期患者治疗，必须配用清脑开窍降压的穴位，如思维、头部、书写、听觉、呼循等。用快速针刺手法，进针不捻转，以免引起不良刺激。留针期间不行针，并随时观察血压变化。

对病程较长的患者，刺激量要随疗程的递增而变化。对每一例患者，应根据其体质强弱、正气盛衰情况灵活掌握。这样治疗得到的效果比较稳

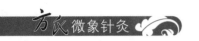

定。反之，虽主观愿望想尽快地使患者生理功能恢复正常，一开始就采用强刺激手法，往往早期能得到满意效果，但经过一段时间，效果会变差或者肢体又会返回原状，出现病情反复现象。这样，在以后治疗时往往效果较差，疗程显著延长，甚至得不到预期的治疗效果。

5. 体 会

头皮针治疗偏瘫效果显著，已被国内外临床广泛采用。国内外实验也证实了头皮针有效作用的机制。日本学者观察用头皮针刺激头皮运动区，可使锥体细胞激起活动反应，在脑电图上呈现脑细胞变化的波形，反映了头皮针的机理。山东医学院生理研究组观察用头皮针刺激头皮运动区，可促使脊髓前角细胞兴奋，促使血栓溶解及运动神经细胞功能恢复。人体肢体活动是锥体系统的作用。此系统由上下两个神经元组成，上运动神经元起源于大脑皮层运动区，即中央前回、额上回、额中回的后部和旁中央小叶，这些运动区之第5层存在着大量的锥体细胞组织。依据肢体偏瘫的轻重、言语及吞咽困难的程度，取穴伏象、倒象，以及书写、记忆、说话等穴，针刺头皮功能区，可达偏瘫肢体恢复功能之目的。关键要掌握"锥体束休克期"，这对偏瘫的预后有特殊价值，应引起临床上注意，值得继续探索总结。

（方云鹏 方本正 黄琳娜 杜明旭）

三、头皮针治疗冠心病 100 例疗效观察

传统针灸治疗冠心病已有大量的资料报道，用头皮针治疗冠心病报道较少。近年来，我们对冠心病专门进行了门诊观察治疗。在治疗期间，停用一切药物。结果显示，近期疗效高达90％以上。说明头皮针治疗冠心病效果是比较好的。特介绍如下。

1. 一般资料

（1）病例选择：本组病例，全部按1974年全国心血管会议制定的冠心病诊断、疗效评定标准，选择观察病例。100例观察对象，全部做过体格检查：X线胸透、眼底检查、心电图、脑血流图、血脂化验。并对50例冠心病患者，进行针刺前后心血管功能测试及6项指标推算，以便对照。

（2）病例特征：100例中，男性54例，女性46例。男女之比1.17∶1。30～39岁者2例，40～49岁者22例，50～59岁者38例，60～69岁者34

例，70 岁以上者 4 例。

（3）病程：2 ~ 4 年者 24 例，5 ~ 9 年者 26 例，10 ~ 14 年者 40 例，15 年以上者 10 例。

（4）现代医学的分级：隐性期 60 例，心绞痛型 38 例，心肌梗死型 2 例。

（5）合并症：100 例中，3 例风湿性心脏病，6 例偏瘫，20 例高血压，20 例动脉硬化。

2. 治疗方法

本组患者，均采用头皮针，针刺 10 次为一个疗程，每日 1 次。针刺 5 次，休息 2 天。共观察 40 次，每次留针 30 ~ 40 分钟。

主穴：①伏脏上焦心点：在前额正中线，沿前发际旁开 2.5 格的区域。②倒脏下焦心点：矢状缝前 2/5 即冠矢点后 5 格处，旁开 3 格的区域。

配穴：伏象、倒象的相应部位。

呼循：在枕骨外粗隆尖下 5 格，旁开 4 格处。并随症加减其他相应穴位。

手法：大部分采用"飞针"，不捻转。个别缓慢斜刺提插不捻转，不追求有无针感反应。

3. 治疗结果

（1）分型观察结果，参见表 7-11。

表 7-11　针刺对冠心病疗效统计

分型	例数	症状消失		症状好转		无变化	
		例数	%	例数	%	例数	%
隐性型	60	48	80	12	20	0	0
心绞痛	38	4	10.53	28	73.68	6	15.79
心肌梗死	2	0	0	2	100	0	0
合计	100	52	52	42	42	6	6

由表 7-11 可见，隐性型效果最好，心绞痛次之，心肌梗死因例数较少，不能依此为据。

（2）治疗前后主要症状改变情况，参见表 7-12。

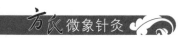

表7-11　治疗前后症状变化统计

症状	例数	症状消失	症状好转	症状减轻	无变化
胸闷	46	14	12	18	2
胸痛	40	34	2	4	0
气短	84	20	46	14	4
心悸	48	26	4	18	0
多汗	6	2	2	2	0
烦躁	20	14	4	2	0
五心烦热	30	10	11	9	0
头痛	26	10	10	5	1
眩晕	64	20	19	25	0
四肢不温	6	1	1	2	2
腰酸腿痛	8	0	3	5	0
肢麻	20	3	10	5	2
合计	398	154（38.69%）	124（31.16%）	109（27.39%）	11（2.76%）

从表7-12可见，症状消失者为38.69%，症状好转者为31.16%，症状减轻者为27.39%，改善率为97.24%。

（3）治疗前后心电图变化，参见表7-13。

表7-13　治疗前后心电图变化

项目	患者例数	显效		好转		无变化	
		例数	%	例数	%	例数	%
冠状动脉供血不良	65	36	55.38	23	35.38	6	9.23
传导阻滞	23	14	60.87	1	4.35	8	34.78
左室肥厚	9	3	33.33	4	44.44	2	22.22
左室高电压	8	7	87.5	1	12.5	0	0
心律不齐	23	24	92.31	2	7.69	0	0
左室劳损	4	2	50	1	25	1	25
合计	135	86	63.7	32	23.7	17	12.59

表 7-13 提示，头皮针能够改善患者心电图表现。

（4）治疗前后血脂的变化，参见表 7-14。

表 7-14 治疗前后血脂变化

项目	胆固醇（mg%）		三酰甘油（mg%）	
	治疗前	治疗后	治疗前	治疗后
$\bar{x}$	176.87	163.69	120.65	103.37
P	<0.01		<0.01	

本组有 70 例血脂升高者，治疗前后血脂的变化结果经统计学处理，有显著差异。

（5）脑血流图、胸透、眼底，在针刺前后无显著变化。为了进一步观察头皮针治疗冠心病临床疗效及病理变化，对 50 例冠心病患者进行了针刺前后左心功能测试及 6 项指标的推算。

①左心功能针刺前后变化情况，参见表 7-15。

由表 7-15 可见，头皮针能够改善左心功能。

表 7-15 针刺前后左心功能变化

	左心功能不正常		左心功能可疑		左心功能可疑与正常之间		大致正常	
	人数	%	人数	%	人数	%	人数	%
针刺前	21	42	20	40	9	18	0	0
针刺后	2	4	15	30	20	40	13	26

②针刺前后，血压变化比较。参见表 7-16。

从表 7-16 可见，头皮针对收缩压、舒张压、平均动脉压，均有降低作用，但以收缩压更显著。

表 7-16 针刺前后血压（mmHg）变化

项目	收缩压		舒张压		脉压		平均动脉压	
	针前	针后	针前	针后	针前	针后	针前	针后
$\bar{x}$	165.76±2.74	135.28±2.74	96.57±2.78	85.46±2.78	48.95±1.83	44.95±1.83	114.7±1.72	103±1.72
P	0.01		0.01		0.01		0.01	

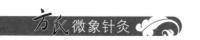

③6 项指标治疗前后变化。参见表 7-17。

表 7-17　针刺前后心血管功能的变化

项目	外周阻力		每搏输出量		每分心搏量		心排血指数		心力系数		心率	
	针前	针后	针前	针后	针前	针后	针前	针后	针前	针后	针前	针后
$\bar{x}$	80.40	53.75	23.44	29.23	1.65	1.95	2.13	2.34	1.76	1.82	71.42	64.57
P	<0.01		<0.01		<0.01		>0.01		>0.01		<0.01	

从表 7-17 可知，针刺前后心血管功能的变化，除心力系数 1 项变化不显著外，其他各项经统计学处理，均有非常显著的差异。说明由于血压下降、心率变慢、外周阻力变小，增加了每搏心输出量及每分心搏量，促使心排血指数增加，心肌营养改善，有利于保证血液的灌流量。提示针刺对心血管系统的调整是一种有主有次的综合性整体作用，其趋势是"以平为期"，即变失调为平衡。

4. 典型病例

张某某，男，60 岁，1986 年 11 月 1 日就诊。主诉：胸闷、气短、心悸，肩背痛，时有头晕、头痛，曾有高血压史。血压经常在 200～180/110～100mmHg。查体：舌质暗紫，苔白腻，脉沉细并结代。血压 185/100mmHg。心尖区听诊有明显收缩期杂音。胸透主动脉型心影，左室扩大。眼底动脉硬化 Ⅱ 期。胆固醇 340mg%，三酸甘油 132mg%。心电图示心率 90 次/分，大致正常。脑血流图示各脑动脉系统紧张度增高，弹性差。

按前法，经 4 个疗程的治疗，于 1987 年 1 月 11 日复查，自觉胸肩背不痛，气短明显好转，心悸消失，面色红润，身体健壮，行走有劲，纳可，二便正常。查：舌质淡红，苔薄白，脉较细、律齐，血压 130/85mmHg。心电图示心率 75 次/分，大致正常。胸透、眼底无明显改变。胆固醇 147mg%，三酸甘油 95mg%。脑血流图动脉血管紧张度增高，弹性较差。

5. 讨　论

冠心病相当于祖国医学的"胸痹""心痹""真心痛"。其病因病机，分虚实两个方面。头皮针的倒脏部位，相当于膀胱经支脉从巅顶到颞部一段。伏脏部位，相当于足太阳膀胱经眉冲、曲差，督脉的神庭，足阳明胃经之头维穴。呼循部位，与足少阳胆经的风池穴接近。因脏腑的表里关系，冠心病主要与心、肾、肝、胆、脾、胃等脏腑有关。脾肾二经，都有分支与心相通，而肝藏血与心血管有密切关系。胆经之气异常，可导致心绞痛发生。所以，针刺以上部位，可达到治疗目的。

现代医学认为冠心病是中年以上人群常患的心血管疾患。其主要病变是冠状动脉发生了粥样硬化，逐渐发展可使冠状动脉口变狭窄或闭塞，减少了对心肌组织的灌注量，导致心肌组织缺血、缺氧。临床上，可以出现冠状动脉供血不全的表现，如心绞痛、心肌梗死等症状。产生疼痛的原因是心肌缺血，中间产物刺激末梢神经传入丘脑至大脑皮层的感觉区。而头皮针的伏脏部位是自主神经、内脏系统和皮肤感觉的功能集中区域，能对呼吸、心率、血压、胃肠、生殖、泌尿、体温调节、皮肤、血管扩张等起到重要的控制和调节作用。倒脏部位，是感觉神经的集中区域。伏脏和倒脏心脏的相应部位为心血管的高级中枢，所以，针刺这些部位能够治疗冠心病。呼循穴，是呼吸和循环的低级中枢，该处有迷走神经通过。迷走神经节后纤维末梢释放乙酰胆碱，使血管扩张、血压下降。针刺伏脏、倒脏的相应部位，降低了交感神经的兴奋性，减慢了心率，降低了冠状动脉的压力，使外周阻力下降，降低了心肌的耗氧量，增加了每搏输出量及每分心搏量，增加了冠状动脉的灌注量，改善了心肌的缺氧现象，使心肌的缺血性损伤减少和范围缩小。

从临床症状的变化说明，总有效率达 97.24%。针刺时患者胸闷、气短均能即刻消除，精神安详地长出一口气，自觉"好了"。

从患者血脂变化来看，通过刺激头皮上心血管的功能部位，可以引起胰岛素的增加，并调节血脂代谢，从而导致血脂水平下降。

头皮针的作用可以这样理解：大脑统辖着神经中枢，而中枢是神经系统的核心部分，并反映于大脑皮质划分为许多功能区，通过神经的调节，维持人体的正常生理活动。当人体某部发生病变时，大脑皮质相应的功能部位就会出现异常的病理变化。因此，针刺大脑皮质的功能区在头皮的投影部位时，可引起头皮神经和骨膜的效应，通过某种能量的变化，引起中枢神经的兴奋和抑制，调整人体生理功能而治病。

6. 小 结

头皮针治疗冠心病的疗效是肯定的，特别是对左心功能不全效果显著，具有方法简单、易掌握的优点。无副作用，无痛苦，易为广大患者接受，是值得推广的好方法。

（方云鹏　方本正）

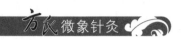

四、头皮针针刺麻醉 300 例分析

1958 年，方云鹏主任医师在临床上"试用针灸代替止痛药物和强心剂"，取得了满意的疗效，给针刺麻醉打下了一定的基础。

1970 年以来，我们发现头皮针能够治疗很多疾病，而且有较好的止痛效果，是否能够运用到外科手术中呢？通过临床实践，用头皮针针刺麻醉进行拔牙、割双眼皮、肿瘤切除、乳腺炎切开引流、阑尾炎切除、剖宫产等手术，也取得了满意的效果，给针刺麻醉又增添了新的内容。

经过临床实践，我们体会到头皮针麻醉具有取穴少、好管理的特点，除头皮部手术外，均无手术体位限制，麻醉效果好，"三关"反应（即镇痛不全、肌肉紧张和牵拉反应是目前针刺麻醉临床手术仍待研究解决的重大课题）轻微。对攻克针刺麻醉临床"三关"，头皮针麻醉有它的探讨价值。由于我们在临床中资料记录不全，现仅将 1970—1975 年部分统计分析于表 7-18。

从表中可以看出，300 例头皮麻醉手术中，成功率达 96%，其中优良率占 80%。

表 7-18　头皮针麻醉 300 例评级分析

手术名称	总例数	Ⅰ级	Ⅱ级	Ⅲ级	Ⅳ级
胃大部切除术	2		1	1	
胃穿孔修补术	4	2	1		1
阑尾切除术	14	5	6	2	1
阑尾炎合并腹膜炎切除术	1			1	
肠梗阻	2			1	1
肿瘤切除术	6	3	2	1	
疝修补术	5		3	1	1
子宫切除术	6	2	2		1
剖宫产术	3	1		2	
刮宫、输卵管结扎术	9	4	4	1	
甲状腺切除术	5	4		1	
鞘膜翻转术	1		1		
精索囊肿摘除术	1			1	
粉瘤摘除术	10	3	5	2	

续表

手术名称	总例数	Ⅰ级	Ⅱ级	Ⅲ级	Ⅳ级
脂肪瘤摘除术	7	2	2	3	
包皮环切术	3	1	2		
卵巢囊肿摘除术	3	2	1		
眼睑内翻矫正术	13	11	2		
乳腺炎切开引流术	9	5	3	1	
脓肿切开引流术	9	6	2	1	
淋巴结感染切开引流术	1	1			
扁桃体摘除术	11	8	2	1	
斜视矫正术	1		1		
关节内游离体摘除术	1			1	
食指屈肌断裂修复术	1		1		
大型清创缝合术	1			1	
上颌窦穿刺术	3	1	2		
下颌脓肿引流术	2	2			
外伤缝合术	9	6	2	1	
鼻息肉摘除术	1	1			
睑腺炎清除术	2	2			
鸡眼切除术	2	1			1
断针取除术	1	1			
骨折正复术	5	3	2		
结膜异物清除术	1	1			
输卵管结扎术	6	3	3		
拔牙术	137	86	31	15	5
合计	**300**	**169**	**79**	**41**	**11**

评级标准：

Ⅰ级：术中患者无痛或无忍痛表现，肌肉松弛，顺利完成手术。

Ⅱ级：术中患者有轻度疼痛，手术某些环节时诉有疼痛，或有忍痛表现，肌肉松弛不良，但能较顺利完成手术。

Ⅲ级：术中患者疼痛，肌肉紧张，但能完成手术。

Ⅳ级：术中患者疼痛明显，肌肉紧张，不能继续手术，改用麻药。

第八章 手象针与足象针的临床实践

第一节 手象针与足象针的临床治疗

1. 三叉神经痛(第1支)

患者:谢某某,男,53岁。

主诉:两侧眉棱骨部阵发性锥刺痛已数年,每日发作频繁,影响进食和睡眠。

治疗:经针刺"手象针"相应部位,患者感觉疼痛立即消失。

2. 神经性耳鸣

患者:王某某,男,63岁。

主诉:患右耳鸣响,听力减退2月余。

治疗:经针刺"手伏象"相应部位3次后,耳鸣完全消失,听力恢复正常。

3. 膈肌痉挛

患者:白某某,男,45岁。

主诉:频频呃逆不止,说话、进食均受影响已4天。

治疗:经针刺"手伏脏"相应部位,呃逆立止。针1次即愈。

4. 慢性胰腺炎(急性发作)

患者:张某某,男,55岁。因慢性胰腺炎急性发作,收入蓝田县医院病房。

主诉:3年来,左上腹常有阵发性疼痛,发作时疼痛剧烈,且向后上放射至左肩胛部,伴有呕恶、纳差;近几天,腹痛渐为持续发作,不能饮食。

治疗：经针刺"手伏脏""足伏脏"治疗，每日 1 次。针 3 次后，腹痛消失，食欲好转，饮食正常，痊愈出院。

5. 陈旧性外伤

患者：马某某，男，22 岁。

主诉：在工厂劳动时，不慎碰伤左足背部，当时即用石膏绷带固定，以后经本市某医院治疗，拆去石膏绷带后，仍有疼痛，尤以走路时明显，不能正常工作。

治疗：经用"足伏象"针刺，治疗 6 次，足部疼痛消失，活动基本正常。

1977 年 11 月随访：早已痊愈。

6. 风湿性关节炎

患者：董某某，女，33 岁。

主诉：1968 年秋季，自觉全身游走性疼痛，遇冷遇湿明显加重。同年冬季，发展为双膝红肿，行走困难，卧床 3 个月，经多方医治好转。于冬季发作更为严重，不能工作。特此前来就诊。

治疗：经针刺"手伏象""足伏象"相应膝部 3 次后，疼痛及红肿均消失。

1975 年 3 月随访：因气候变化再次复发，疼痛较甚，活动受限。取"足伏象"相应膝部，仿体"大椎"部位，隔日针 1 次。共针 10 次，膝部无疼痛及红肿症状，活动正常。两年半后复查：一直未有明显发作。

7. 子宫内膜炎

患者：吕某某，女，41 岁。工人。于 1976 年 9 月初就诊。

主诉：两侧臀部沉重 2 月余，伴行走困难已 1 个月。1 个月前，曾在本市某医院行刮宫术，当时取下 4 粒豆样结节。术后，持续出血 7 天，且后臀部沉重感觉增加，自觉有几十斤重。7 天前，又经某医院检查，确诊为"子宫内膜炎"。建议切除子宫，尚未同意。

治疗：取"桡倒脏""子宫"相应部位进行针刺，隔日 1 次。共针 5 次，首次针时，当即感觉臀部沉重减轻多半，并且行走轻快，全身舒适。

3 年后随访：自述仅在过于劳累时，后臀部有轻微反应；过后，即自行消失。

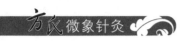

8. 子宫肌瘤

患者：宁某某，女，51 岁。社员。于 1976 年 8 月 15 日就诊。

主诉：患小便困难已数日之久。先后经太原、西安等地医院多次检查，确诊为"子宫肌瘤"，建议手术切除。因为害怕手术，一直未做，要求针灸治疗。

检查：发现下腹部正中，有一拳头大硬结，有明显抵抗及压痛。

治疗：采用"手象针""足象针"治疗。轮流取"伏脏""倒脏"相应下腹硬结部。共针 5 次，每日 1 次。针两次后，下腹部硬结变软，抵抗及压痛均减退。针 5 次后，下腹硬结消失，无抵抗及压痛或其他不适。

9. 冠心病、硅肺病

患者：彭某某，男，70 岁。退休工人。于 1978 年 10 月 8 日就诊。

主诉：（代诉）患硅肺病、冠心病已 5 年。1975 年初，来蓝田探亲。1976 年 10 月 5 日，因感冒犯病，心悸、气喘已两天，8 日早 8 时突然加重，含硝酸甘油片及吸入亚硝酸异戊酯等药无效，呈昏迷休克状态。

治疗：取手"桡倒脏""心""肺"两穴。针下后 30 秒，患者神志恢复，讲话清楚，气喘减轻；但仍有胸部不适现象，继续针治两次，第 3 日即下床活动。

10. 急性腰扭伤

患者：袁某某，女，42 岁。工人。于 1976 年 12 月 19 日就诊。

主诉：18 日清晨开灯时，突然感觉腰痛难立。曾服止痛片、颠茄片等药无效。一天来，疼痛越发加重，不能翻身坐立，呻吟不止。

检查：双侧腰肌强硬，压痛显著。

治疗：取"手伏象""桡倒象"腰部相应部位，针下 10 分钟后，躯干活动及行走如正常。无阳性反应（体征）。针刺 1 次痊愈。

半年后随访：疗效巩固，正常工作。

11. 前列腺炎增生症

患者：赵某某，男，71 岁。退休工人。于 1976 年 9 月 10 日就诊。

主诉：小便困难、疼痛，腹胀，焦急不安已 40 天。曾在本市某医院，确诊为"肥大性前列腺炎"。给服氢氯噻嗪、己烯雌酚，并插导尿管，仍未见好转。即建议手术，未同意。

治疗：经针刺"手象针""足象针"相应部位 4 次，去导管后，小便痛利，疼痛及其他症状也消失。

12. 产后风

患者：郑某某，女，25岁。干部。于1976年12月21日就诊。

主诉：1976年3月初产后，因受凉，患复视、头昏、呕吐，头、眼和脊柱持续性剧痛等症状。在西安地区多家医院检查，未能确诊。经多方医治均无效。

治疗：隔日针刺"手象针""足象针""脊柱""头"相应部位。针1次时，复视减轻，其他症状基本消失。针3次后即痊愈。

1979年8月15日复查：脊柱疼痛及复视，一直未复发。

13. 腰肌劳损

患者：魏某某，女，59岁。市民。于1977年8月就诊。

主诉：腰痛3个月，曾敷止痛膏无效，且逐渐加重，不能弯腰及翻身，尤其端持物时，疼痛更为明显，活动受限。

治疗：经针刺"手象针""足象针"相应腰痛部位，疼痛立即消失，腰部转动灵活。起针几个小时后，疼痛渐有复现，又继续针治6次，恢复正常。为了进一步巩固疗效，又间断治疗几次。

1979年8月25日访查：腰痛一直未复发，活动正常。

14. 胆囊炎

患者：陈某某，男，24岁。司机。于1977年9月30日就诊。

主诉：右上腹持续性胀痛2月余，常阵发性加剧，伴黄疸、纳差、乏力2个月之久。

检查：精神不振，皮肤及巩膜明显黄染；肝肋下1厘米，右第10肋端深部压痛明显；第2腰椎右6厘米及右"风池"穴两处，亦有压痛。

化验：黄疸指数16个单位，肝功能指标正常。

治疗：初次，针右手"桡倒脏""上腹"部，治疗当时3处压痛即消失。隔日，又针左足胫倒脏相应部位后，自述发胀消失，余无不适。半个月后，在市某医院查黄疸指数为8个单位。

1个月后随访：一般情况良好，已上班20余天。

15. 感　冒

患者：李某某，男，17岁。学生。于1977年8月27日就诊。

主诉：头闷、口干、鼻塞，伴全身发热半日。

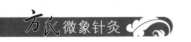

检查：体温 38.4℃。

治疗：经针"足伏象""头颈"及仿体取"大椎"相应部位。几小时后，体温降至正常，症状全部消失。

16. 痔疮

患者：李某某，男，36 岁。工人。于 1977 年 10 月 5 日就诊。

主诉：患痔疮 10 余年，经常发作疼痛，大便时，痔核坠出肛外。近两周来，出血不止，持续疼痛、奇痒，影响工作。

治疗：取"足伏象""肛门"部位，共针 4 次。有时因痔核坠出而引起轻微疼痛，但出血量明显减少。

17. 风湿症

患者：王某某，女，55 岁。居民。于 1976 年 4 月初就诊。

主诉：左肩疼痛，活动受限已 3 月余，天气变化时，尤其明显。曾采用针灸、拔火罐治疗，未见好转；现疼痛逐渐加重，不能操持重物。

治疗：取"手伏象"相应"肩部"。第 1 次针后，疼痛显著减轻，上肢活动灵活。第 3 次针后，疼痛完全消失，活动正常。

2 年后随访：未复发。

18. 十二指肠溃疡

患者：崔某某，男，56 岁。工人。于 1979 年 7 月 20 日就诊。

主诉：患十二指肠溃疡已经 10 余年，经常有间断性空腹疼痛。1 周前，因饮食不当，上腹部出现持续性疼痛，伴精神不佳，反胃、吞酸、纳差及乏力等症状，尤以早、晚为重。

治疗：取"手桡倒脏""手伏脏"的"腹部"。针刺后当时疼痛消失。隔日 1 次，共针 4 次。针治 1 个月后，患者自述每日从早至下午 4 时，一直未有疼痛复发，精神明显好转，食欲增加，反酸及其他症状也显著减轻。

19. 神经性头痛

患者：王某某，男，16 岁。学生。于 1979 年 8 月 2 日就诊。

主诉：头痛已数十天，呈持续性，以头顶和后头部为重，伴头昏、头晕、纳差、全身不适。

治疗：经针刺"足象针"相应"头部"，针后即刻头痛和其他症状均消失。

20. 疖 肿

患者：隋某某，女，15岁。学生。于1979年8月19日就诊。

主诉：近日来，鼻左侧出现红肿、发硬如豆大小，压痛明显。

治疗：经针右手"桡倒脏""尺倒脏"相应疖肿部位。当时，压痛消失；数分钟后，患部皮肤红肿消退，硬度变软。次日，又针1次，疼痛及其他症状完全消失。

21. 韧带扭伤

患者：丁某某，男，22岁。工人。于1979年2月14日就诊。

主诉：因抬重物扭伤腰部已两天。

检查：剧痛貌，躯干活动受限，$T_9 \sim T_{11}$ 棘突周围有明显压痛（+++）。T_{10}深部韧带组织触有脱离滑动感。X线片示：各椎体及关节无明显改变。

治疗：采用足象针疗法。取双侧"足伏象""胫倒象"，配以"手桡倒象"相应部位。针治两次以后，其腰痛自觉显著减轻，躯干前、后仰及侧弯活动接近正常；又继续针疗两次即痊愈，恢复工作。

22. 荨麻疹

患者：翟某某，男，26岁。工人。于1979年7月4日门诊。

主诉：全身瘙痒，伴失眠已20余天。20天前，无任何原因全身瘙痒不适，在各部渐起大小不等的皮疹，发热发红，早晚明显。曾服马来酸氯苯那敏（扑尔敏）及异丙嗪（非那根），可止瘙痒不发，过后又反复出现。

检查：全身皮肤起有散在皮疹，大小不一，发红、发热。诊断为"荨麻疹"。

治疗：经针"手伏脏""尺倒脏"相应部位后，当即自觉瘙痒消失，约留针10分钟后，皮疹渐退。隔日，复针1次，痊愈。

23. 耳 聋

患者：毛某某，男，41岁。干部。于1979年7月4日门诊。

主诉：双侧耳聋、耳鸣已1个月。1个月前，因患肺炎注射庆大霉素10余支后，发觉右耳发沉、鸣响；20支后，双耳听力下降。曾服中西药物治疗，均无明显变化，渐渐加重。

检查：两侧鼓膜完好，音叉试验 R^+，$W \downarrow$、S骨导基本正常。电子测听仪示感音性耳聋。

治疗：经针刺"桡倒象""尺倒象"相应部位。针3次后，自述耳鸣减

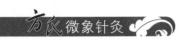

轻；5 次时，在 4 米处可辨语音；9 次时，耳鸣、头昏不适之感完全消失，听力明显进步；15 次后，耳聋显著好转，接近正常。

24. 末梢神经炎

患者：罗某某，男，67 岁。农民。于 1977 年 10 月 14 日，以"末梢神经炎"，收入病房。

主诉：无任何原因两下肢困痛、麻木，伴双足肿胀，行走困难 8 个月。经内服中西药物及其他对症治疗，均未控制病情，并且逐渐加重。

治疗：取左手"倒伏象"，配体环针左侧"踝上环 $M_3\downarrow$"部位。随针刺，即感觉腿痛显著减轻；留针半小时后，能独立扶持缓行。治疗 4 次后，两下肢困痛消失，足部肿胀吸收，感觉恢复，行走活动正常。住院 1 周，痊愈出院。

25. 动脉硬化症

患者：姜某某，男，39 岁。工人。于 1979 年 2 月 26 日来诊。

主诉：头昏、心悸，步态不稳，肢体抽搐数年，伴两肩酸困、指麻失用 2 个月。既往有 10 年高血压病史及动脉硬化史。曾在西安等地医院检查，认为系动脉硬化。长期服"舒络"等药物治疗，病情无明显改善。近来，上述症状逐渐加重。

检查：两手尺神经分布区浅感觉消失，左侧掌颏反射阳性，右侧尚未引出。

治疗：经针刺"手象针""足象针"相应部位。两次后，其诉头昏、心悸、步态不稳症状明显好转；两肩部酸困消失；两手痛、温觉基本恢复。仅在右手中指、无名指、小指背面皮肤，稍遗留发木感，又继续针 4 次后，右手背麻木感消除，两手浅感觉完全恢复，反射正常，余无不适。

26. 臀上皮神经痛

患者：许某某，女，28 岁。工人。于 1979 年 3 月 21 日来医院急诊。

主诉：左腿疼痛、行走困难已 3 天。3 天前，患感冒发热中，突然发现左下肢抽搐，约 2 小时，抽搐停止后，留左臀部持续疼痛，且逐渐加剧，以至于不能翻身和坐立。

检查：患者疼痛貌，卧位，多汗，左下肢不能自由活动，翻身受限，左腿"环跳"穴位有明显压痛。

治疗：取足象针"胫倒象"和手象针"桡倒象"相应部位。针刺 20 分钟后，患者表情好转，左"环跳"穴位压痛减轻，可在他人扶持下站立，并缓步前行；治疗 3 天后，腿痛消失，一切恢复正常。

27. 偏头痛

患者：谭某某，女，44 岁。工人。于 1979 年 6 月 29 日门诊。

主诉：右侧头痛已半年余。曾服安乃近以缓解症状。近日来，头痛明显，服药无效，尤其右额角（太阳穴）处为甚，呈持续性加重，头部转侧时加剧，伴脑胀、心悸、失眠、腰酸腿软、烦躁不安等症。

治疗：取"桡倒象"头部，配"桡倒脏"相应部位。针刺入后，头痛即觉消失。留针 30 分钟。次日，又有轻微疼痛，针"尺倒象"，配以"手伏象"相应部位，疼痛消除，未复发，其他诸症随之缓解。

28. 乳腺增生症

患者：杜某某，女，21 岁。农民。于 1977 年 10 月 13 日来诊。

主诉：右乳房硬结疼痛 4 个月。4 个月前，发现右乳房部有豆粒样硬结 1 块，压痛，以后逐渐增大，多至 4～5 粒。患者双侧乳房外观正常。而右乳头内和上侧深部触有数粒硬结，大小不等，最大者 1 厘米，有压痛，质硬，边缘清楚，可以活动。

治疗：经针刺"手伏象"相应部位，配体环针"右腕上环 $F_{1,2,4}$↑"、"颈胸右下环 F_4↑"部位。两次后，乳房硬结变小，仅存内侧 1 个，压痛消失。治疗 1 个疗程后，其乳房硬结完全消失。

29. 脑供血不良

患者：杜某某，男，51 岁。干部。于 1977 年 11 月 18 日就诊。

主诉：无任何原因，突然发生头昏、眩晕，视野缺损，枕部发凉，继而心慌、气短、胸闷不适。过去无冠心病及高血压史。

检查：脑血流图示供血不足。脉搏 50 次/分。血压 105/65mmHg。

治疗：取右"手伏象"头部，配左手"桡倒脏"胸部针刺。留针 10 分钟后，头昏消失，枕部发热，视物清晰，心慌、气短、胸闷等症状明显好转。半小时起针，脉搏正常。血压 120/80mmHg。头昏及胸部诸症均消失，一切恢复正常。

30. 肩周炎

患者：吴某某，男，72 岁。港商，1992 年 1 月 8 日初诊。

主诉：左上肢疼痛两月余，近 1 周来，疼痛加剧，影响到右肩也痛，昼夜疼痛不能入睡；其间，曾用德国"辣椒膏"等药品无效。

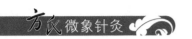

检查：左上肢慢慢帮助抬举，疼痛剧烈，未见强直现象，肩前缘压痛（+++），不能自行抬臂、活动手指等。

治疗：采用手象针"横伏象"上肢肩部，掌指关节手太阴经⊙；头皮针、伏象肩的相应位置⊙；同侧针刺。1分钟后，疼痛消失，双肢活动自如，留针40分钟。第2天，自述晚上休息很好，上肢一点也不痛。为了巩固疗效，又针1次。

8月份来西安复诊：未有复发，一切正常。

31. 坐骨神经痛

患者：王某某，男，53岁。工人。于1990年10月10日初诊。

主诉：左腿疼痛，难以入眠1月余。10年前，在农场劳动受凉后，左腿一直疼痛，经服中西药物及多种方法治疗，效果不明显，反复发作，尤其天阴下雨加剧。近1个月余，左腿疼痛得不能行走，晚上难以入眠。

检查：直腿上抬，左髋剧痛，沿足太阳经路径向下放射至足跟。

治疗：采用手象针同侧"横伏象"下肢足太阳经，掌指关节⊙，近心指关节⊙，远心指关节⊙，共3针。留针30分钟。针刺3次后，白天疼痛基本消失，晚上有所反复。以后又加骶髎穴。共针刺7次，疼痛完全消失。恢复正常。

1991年春节后随访：再未出现疼痛，一切正常。

32. 脊椎风湿症

患者：秦某某，女，45岁。工人。于1991年8月4日初诊。

主诉：背部疼痛4年之久。经多家医院检查、拍片，均未发现任何病变。服用中西药及多种治疗办法，也均无效。平时有时重、有时轻，尤其天阴下雨加重，晚上无法入睡。

检查：天宗、肩井、膏肓、膈关穴压痛阳性（++），第5、6、7胸椎压痛（+++），椎体不歪，局部不红不肿，外观均未发现异常。

治疗：采用手象针，扎"手伏象"肩、背。左、右手第2、3掌关节之间↑、第3掌骨背侧面远心侧1/4处⊙；"横伏象"上、中部↑，针后患者背部立即轻松。留针20分钟后，胸椎还有些痛感外，其他部位疼痛感完全消失。第2次，针刺第3掌骨背侧面远心侧1/4、1/3处⊙，又针3次后，胸椎5、6、7隐痛难消。又采用偶针法：第3掌骨远心侧，"脏、象"1/4、1/3处⊙。左右手各4针，1次疼痛减轻。共针5次。

两个月后随访：自述精神很好，背部未疼痛，已痊愈。

33. 视力减退

患者：王某某，女，21岁。教师。于1992年1月22日初诊。

主诉：近半年来，精神萎靡，整天浑身无力，疲倦嗜睡，脑子昏沉沉，总是没精神，视力、记忆力明显减退。

检查：视力右眼0.6，左眼0.4。

治疗：采用手象针。针"横伏象"上、中、下部，眼点4穴个。强刺激后起针，不留针。隔日1次。共针8次。患者精力恢复，双眼视力均达1.2。

5月份随访：自觉精力充沛，视力仍然良好。

第二节 手象针与足象针的临床疗效汇总

临床实践证明，运用手、足针疗法医治各种疾病，均能取得较好的效果。仅就10余年来，对循环、神经、消化、呼吸、运动、生殖泌尿系统的77种疾病、2298例患者的治疗情况进行统计，有效率详见表8-1。

疗效判断标准：

痊愈：症状完全消失，恢复正常工作。

显效：症状显著减轻。

有效：症状有不同程度的减轻。

无效：症状无明显变化和结果不明者。

表8-1 手象针、足象针疗效统计

系统	病名	例数	痊愈	显效	有效	无效	备注
循环	冠心病	53	38	10	5		
	高血压	39	20	10	9		
	心肌劳损	12	7	3	2		
	心脏官能症	9	7	1	1		
	偏头痛	8	6	1	1		
	脉管炎	8	2	4	2		
	脑血栓形成	31	7	12	10	2	
	脑动脉硬化症	34	17	11	6		血管
	脑供血不足	27	22	4	1		痉挛脉

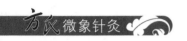

续表

系统	病名	例数	痊愈	显效	有效	无效	备注
神经	三叉神经痛	41	32	7	2		
	神经性头痛	62	50	9	3		
	肋间神经痛	20	13	6	1		
	坐骨神经痛	38	28	6	4		
	肢端红痛症	5	3	2			
	神经衰弱	45	39	5	1		
	癔症	18	14	3	1		
	精神分裂症	14	7	4	3		
	脑震荡后遗症	10	5	3	2		
	脑炎后遗症	4		1	2	1	
	神经性耳聋	24	16	5	3		
	外伤性截瘫	18	1	13	4		
	颜面神经麻痹	37	12	17	5	3	
	末梢神经炎	14	6	5	3		
消化	胃痉挛	36	30	6			
	急、慢性胃炎	19	14	3	2		
	胆石症	22	13	5	4		
	胆道蛔虫	8	4	3	1		
	阑尾炎	16	13	2	1		
	肠痉挛	7	5	1	1		
	肠炎	25	19	4	2		
	消化不良	31	26	3	2		
	痢疾	12	9	1	2		
呼吸	鼻炎	18	9	4	5		
	气管炎	7	3	2	2		
	支气管哮喘	14	7	5	2		
	感冒	19	15	3	1		
运动	急性腰扭伤	63	51	7	5		
	腰肌劳损	72	56	11	5		
	关节扭伤	56	34	12	10		

续表

系统	病名	例数	痊愈	显效	有效	无效	备注
运动	骨膜炎	12	6	4	2		
	骨质增生症	7	3	2	2		
	风湿症	399	265	126	8		
	风湿性关节炎	34	22	10	2		
	重症肌无力	10	2	3	3	2	
	棘间韧带炎	4	2	2			
生殖泌尿	痛经	24	17	7			
	遗尿	17	13	4			
	前列腺炎	12	9	2	1		
	肾炎	19	2	14	3		
	尿道炎	7	5	1	1		
	泌尿系结石症	5	1	2	1	1	
	小便失禁	13	8	2	3		
	尿潴留	5	3	1	1		
眼科	眼睑痉挛	16	15	1			
	急性结膜炎	17	15	2			
	泪囊炎	6	4	1	1		
	迎风流泪	5	2	2	1		
	视力减退	8		2	5	1	
	眼球震颤	4	2	2			
五官科	耳鸣	29	15	4	10		
	中耳炎	7	2	3	2		
	眩晕症	14	4	5	5		
	额窦炎	22	2	14	6		
	嗅味觉迟钝	3	1	1	1		
	咽喉炎	14	8	6			
	扁桃体炎	12	10	2			
	牙痛	151	140	8	3		
	冠周炎	18	16	1	1		
	小儿流涎	13	6	5	2		

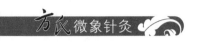

续表

系统	病名	例数	痊愈	显效	有效	无效	备注
其他	脱肛	18	1	7	6	4	
	痔漏	16	3	8	5		
	乳腺炎	6	4	2			
	足跟痛	23	18	5			
	瘙痒症	14	2	8	4		
	休克	5	4	1			
	癌症疼痛	9		5	4		
合计	例数(%)	2298	1393 (60.62%)	591 (5.75%)	300 (3.05%)	14 (0.61%)	
	总有效率		99.39%				

第九章　体环针的临床实践

第一节　体环针的临床治疗

1. 腰腿痛

患者：杨某某，男，26 岁。农民。于 1977 年 10 月 11 日门诊。

主诉：急性腰部剧痛 1 天，昨日午夜睡醒后，突然感到腰部剧烈疼痛，不能翻身和坐立，未眠。请人用架子车拉来急诊。

1971 年 7 月某日，有同类患病史。当时，肌内注射普鲁卡因后缓解。并且平时亦有慢性腰痛史，在西安、郑州等地医院检查未能确诊，经多方治疗效果不佳。

治疗：就诊时，经扎"左腕上环 $m_{2,4}$ ↑"相应部位，患者即能自行翻身坐立。留针 30 分钟，能缓步独行 20 米。次日，又扎针 1 次，腰腿疼痛基本消失，活动亦正常。

7 个月后复查：一般情况良好，无阳性体征，疗效巩固。

2. 癌瘤疼痛

患者：王某某，女，48 岁。农民。于 1977 年 10 月 12 日就诊。

主诉：胃脘部持续性疼痛，伴纳差已两年余。1 年前，曾在西安医学院附属二院检查，确诊为"胃癌"。因患有"风湿性心脏病"，而未施手术治疗。1 年来，经多方医治不能缓解疼痛，食量减退，病情逐渐发展到喝水亦引起呕吐的程度。

检查：神志清醒，剧痛貌，俯卧位，上腹部有一杯口大硬块。压痛显著。

治疗：取"右肘下环 $F_{2,3}$ ⊙↑"，能坐起在床上活动。以后改用"头皮

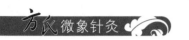

针"，亦获同样疗效。约控制疼痛半个月后逐渐失效，于 1977 年 12 月 10 日死亡。

3. 骨质增生症

患者：张某某，男，69 岁。退休工人。于 1977 年 10 月 13 日门诊。

主诉：颈痛 1 月余。1 个月前，无任何原因，后颈及两侧疼痛，逐渐加重，活动受限，并伴头昏、目胀 20 天。

检查：头向左向右侧<20°，前屈 15°。X 线透视示第 7 颈椎前缘骨质增生。

治疗：取"颈胸环 $m_{1,5}\downarrow$"相应部位。共针 6 次，隔日 1 次。于 3 次针后，头侧转 40°，前屈 30°，颈痛显著减轻；头昏、目胀消失。

2 个月后随访：症状未复发，颈椎活动基本正常。

4. 脑血管硬化症

患者：王某某，男，49 岁。干部。于 1977 年 10 月 15 日门诊。

主诉：头昏、全身酸痛、困乏无力、步态不稳 4 月余。先后在蓝田县和西安市等医院做脑血流图检查，确诊为"脑血管硬化症"。长期内服中西药物治疗，不能缓解症状。

检查：掌颏反射阳性。

治疗：取"左肘上环、肩下环 $m_{2,4}\uparrow\downarrow$"和"颈胸 $m_{2,3,4}\downarrow$"相应部位。留针 40 分钟后，自觉头昏消失，肢体酸痛减轻，活动轻快，行走亦较针前平稳。

1 个月后随访：其诉自针后全身感觉良好，未有症状复发。正常工作。

5. 风湿病

患者：朱某某，女，35 岁。教师。于 1977 年 10 月 19 日门诊。

主诉：两腿和腰部困痛、发凉，膝关节活动时发响已有 3 年。1974 年冬季某夜，徒步外出开会，因衣着单薄引起左膝关节发凉。次日，疼痛明显，行走不便，贴敷"风湿止痛膏"不能缓解。两个月后，困痛延及右下肢和腰部，且双膝关节活动时弹响，随时肌内注射水杨酸钠和内服中药治疗，稍能减轻症状。但过后病情反复。3 年来，每年冬季加重，行走困难。

治疗：取"左腕上环 $m_3\uparrow$"相应部位。针后半分钟时，左下肢、后右下肢疼痛逐渐消失，双膝活动时弹响声音变小。次日，又扎针 1 次，无任何阳性体征。

1 年后随访：症状未复发，活动正常。

6. 陈旧性外伤

患者：高某某，男，39 岁。技术员。于 1977 年 10 月 10 日就诊。

主诉：腰痛 4 年余。4 年前，在野外工作时，从堰上摔下，垫伤后，胸部腰椎处疼痛难忍。经对症治疗好转，长期留有腰两侧疼痛不愈，活动时受影响。

检查：躯干前屈 30°，其他活动正常。L_1 棘突两旁 2 厘米处，有压痛敏感点，左(+)。

治疗：取"踝上环 $m_{2,4}$↑""胸腰环 $m_{2,4}$↓"相应部位。隔日针 1 次。针首次时，躯干前屈 40°，L_1 左旁压痛点消失，右(+)。扎针 2 次后，L_1 右侧痛点转为酸困、麻木性质。扎针第 3 次后，腰部活动正常，余无不适。

40 天后随访：腰部症状未复发。

7. 癔　病

患者：于某某，女，55 岁。农民。于 1977 年某月某日就诊。

主诉：心慌胸闷，烦躁不安，全身疼痛已 30 余年。内服止痛片可消除症状；若停药，疼痛即可发作，性情时而烦躁。

检查：未发现器质性病变。

治疗：经取"左踝上环 F_1↑""双膝上环 F_1↑"相应部位。留针 30 分钟后，自觉心慌、胸闷、烦躁、性急消失，身痛大为减轻。次日，又扎针 1 次，余无异常。

8. 枕大神经痛

患者：马某某，女，27 岁。社员。于 1977 年 10 月 20 日就诊。

主诉：阵发性后枕部疼痛 3 年，急性发作 10 余天。3 年前，无任何原因，后枕部抽痛，常为阵发性发作，每日 1 ~ 7 次不等。伴有头昏、目痛和局部困木等不适症状。近 10 来天，频频发作，渐渐为持续性，内服多量止痛片不能减轻。

检查：抽痛多沿两侧膀胱经路线向上放射，可越顶牵及两眶上部。

治疗：经取"头颈环 $m_{5,4}$↑""颈胸环 $m_{2,4}$↑""左腕上环 $m_{2,4}$↑"相应部位。留针 30 分钟后，疼痛消失，精神好转，唯局部稍有困木感。

2 个月后随访：症状未复发，可以正常劳动。

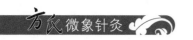

9. 脑血栓形成

患者：李某某，男，54 岁。干部。于 1977 年 10 月 23 日就诊。

主诉：因脑血栓形成，引起右半侧肢体麻木，沉重无力，现已 3 年余。曾长期内服舒络等药，不能缓解症状。

检查：神志清醒，言语缓慢欠清。右上肢屈曲上抬平肩，右手屈指距掌心 4 厘米，握力差。右下肢呈轻度外旋步态，需扶持前行。右足尖内斜 15°足稍内翻，巴宾斯基征阳性。

治疗：取"右肘上环 m_3↑"、"右肩下环 F_3↑"相应部位。共针 3 次。初扎针后，右半侧肢体麻木感消失，右手握力增加。扎针 3 次时，可独行 20 米左右，右上肢屈曲上抬 160°，足尖内斜、内翻已纠正。

3 个月后随访：言语清楚。右侧上下肢肌力Ⅳ级，能做一般家务。

10. 腕管综合征

患者：李某某，女，38 岁。营业员。于 1977 年 12 月 21 日就诊。

主诉：左下臂持续疼痛，不能拿碗筷吃饭。

检查：左下臂皮色正常，左手旋前旋后<30°，左手握力极差；左手腕背伸 40°，掌屈 50°，侧屈正常，不能执笔。

治疗：取"左肘下环 $m_{1,3}$↓、F_3↓"。针下 30 分钟，左手活动灵活，单手握提 10 千克重玉石一块。隔日又扎针 1 次，即告痊愈。目前可正常工作。

11. 网球肘

患者：卫某某，男，36 岁。工人。于 1977 年 12 月 28 日就诊。

主诉：左肘疼痛 1 年余。曾局部注射维生素，内服中药治疗，效果不佳。

检查：1 年前，无任何原因，左上肢尺骨鹰嘴尖与肱骨内上髁间隙酸痛，且伴麻木，呈持续性；持物时或旋臂活动加剧，常由肘部始上下放射及肩和第 5 指末端。

治疗：采用体环针治疗。初次，扎"左腕上环 $m_{1\sim5}$↑、$F_{1\sim5}$↓"部位，立即感觉症状显著减轻，尤以针"m_1↑"时最显著。次日，又针"肩下环 m、$F_{1\sim5}$↓"，酸痛麻木感消失，左肘关节活动正常。

12. 类风湿症

患者：毛某某，男，37 岁。农民。于 1977 年 12 月 24 日门诊。

主诉：全身疼痛已 20 余年，腰腿痛较甚，遇寒受潮加重，行走困难，不能参加生产劳动。

检查：全身各个关节均增大，尤以手指各关节明显，活动不灵便，弹响。

治疗：取"胸腰环、腰骶环↓"相应部位。针 5 次后，自觉身痛基本消失，各关节活动度增加。

2 个月后随访：症状大为减轻，已正常参加劳动。

13. 神经性头痛

(1) 患者：王某某，女，46 岁。工人。于 1977 年 10 月 14 日门诊。

主诉：阵发性不定位头痛 4 年余，伴睡眠差 1 年之久。

治疗：经针"双肘下环 m_3、F_3↑"部位。扎针 3 次后，头痛明显改善，睡眠好转，无其他不适之感。

(2) 患者：惠某某，女，27 岁。营业员。于 1977 年 12 月 21 日就诊。

主诉：突然发生前额部持续痛 7 年，伴头昏、耳鸣、失眠、纳差、精神不振，烦躁不安达 5 年之久，并且逐渐加重。

治疗：经针刺"左肘上环 F_3↑"，10 分钟后，头痛消失，其他症状减轻。留针 40 分钟后，精神好转，余无不适。

14. 神经性耳鸣

患者：李某某，女，55 岁。农民。于 1977 年 10 月 14 日就诊。

主诉：双耳鸣响 10 余年，长期睡眠不佳，右耳较甚。

治疗：耳"右腕上环"部位。当针"m_5↑"时，左耳鸣立即消失；而扎"m_1↑"时，右耳鸣减轻。隔日又针 1 次，右耳鸣显著减轻，睡眠好转，精神恢复正常。

15. 眼眶蜂窝组织炎

患者：侯某某，女，33 岁。农民。于 1977 年 10 月 15 日就诊。

主诉：左眼胀痛、畏光，流泪已 5 天，涂金霉素眼药膏未能减轻。

检查：体温 38℃。左下睑明显红肿，挤压痛(++)，球结膜充血、水肿，眼球转动受限；视力尚好，全身未发现其他病灶。

治疗：取"右肘下环 F_2↑"相应部位。初次扎针后，左眼睑疼痛减轻，转动眼球较前灵活，幅度增大。经扎针 2 次后，体温恢复正常，结膜充血吸收，眼睑红肿消失。

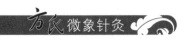

16. 感 冒

(1)患者：李某某，男，60岁。农民。于1977年10月17日门诊。

主诉：患头痛，全身发冷，伴食欲减退已半月之久。

检查：体温38℃。

治疗：经针"颈胸环 $m_{4,3}\downarrow$"。半小时后，自觉头痛、身冷消失。体温36.5℃。

(2)患者：雷某某，女，37岁。农民。于1977年10月19日就诊。

主诉：前额疼痛，身冷，鼻塞流涕，咳嗽，胸闷已7天。曾服咳感片不能缓解。

治疗：经针"左肘下环 $F_3\uparrow$"，头痛、鼻塞、胸闷消失，咳嗽、流涕、身冷明显减轻。次日，又扎针1次，余无不适。

(3)患者：王某某，男，39岁。技术员。于1977年10月18日就诊。

主诉：因受凉，引起头沉发木，鼻塞流涕，咽干舌燥，肢体困重无力4天。每次发病，均延及10余天方愈。

治疗：经针"右腕上环 $F_3\uparrow$"。30分钟后，感觉浑身轻快舒适，呼吸畅通，咽干舌燥好转。次日，复针后，无任何不适。

17. 坐骨神经痛

患者：周某某，女，27岁。营业员。于1977年10月16日就诊。

主诉：左下肢痛已1年余。1年前，因抬重物时不慎扭伤腰部，经治疗后，腰痛痊愈。后移左髋部(环跳穴)持续疼痛，翻身困难。活动时加剧，常伴有左臀部向下经腘窝、腓、足跟之放射样抽痛。

检查：左胯部、大腿、臀、腘窝、腓有压痛(++)点，左侧直腿抬高试验阳性。

治疗：经针"左膝下环 $F_3\uparrow$"。20分钟后，左大腿、臀、腘窝、腓压痛点消失，胯部压痛减轻(+)。次日，又针"左膝上环 $F_3\uparrow$"后，左下肢无压痛点，直腿抬高试验阴性，症状消失。

4个月后随访：自第2次针以来，未有大的复发，仅在工作过于疲劳时，胯部稍感有短时间轻痛，不治自愈。

18. 骨膜炎

患者：孙某某，男，52岁。干部。于1977年10月21日就诊。

主诉：右膝部内侧痛已6年，呈持续性渐重，活动疼痛明显，休息减轻，天气变化无反应。

检查：右膝皮肤无明显改变，右股骨内上髁内侧缘有 3 厘米×3 厘米压痛(++)。X 线片未发现骨骼异常。

治疗：针"左腕上环 m_1↑⊙"。10 秒钟时，右股骨内上髁压痛消失，活动轻松，针 1 次即愈。

19. 癔症性偏麻

患者：丁某某，女，38 岁。农民。于 1977 年 10 月 18 日就诊。

主诉：昨日，因与别人吵架，引起右侧身体麻木，尤其右足腓侧缘为甚，伴头痛不适，烦躁不安。

检查：血压 130/80mmHg，其他无异常发现。

治疗：经针"颈胸环 $F_{2,4}$↓、m_3↑"。5 分钟后，自觉症状消失。

半月后随访：症状未复发，疗效巩固。

20. 小儿舞蹈病

患者：洪某，男，10 岁。学生。于 1977 年 11 月 20 日就诊。

主诉：(代诉)患儿于 3 天前，因精神不愉快，而出现面部不自主多动，如挤眉弄眼，努嘴吐舌，佯笑和"扮鬼脸"，思想紧张时增多，睡眠时消失。

检查：言语欠清，四肢运动尚可。

治疗：取"头颈上环 m_3↑"。第 1 次针时，面部多动基本消失。次日，复针"头颈上环 m_3↓"。半月后复查，无异常表情动作，言语清楚。

21. 腰背痛

患者：张某某，男，46 岁。干部。于 1991 年 9 月 4 日初诊。

主诉：1971 年左右，因体力劳动致平时腰背部老是发困，经化验、拍片，均为正常。一直运用多种治疗方法，收效不大。1978 年学习气功，仍未起作用。4 年前，又发现两大腿外侧疼痛，夜间表皮有针刺感，有时伴随肌肉有发痒感觉。近 1 个月来加重，夜晚难受更甚，常常深夜下床走动。经吃药、打针、贴敷药物，仍然不能缓解。

检查：胸椎 5~8 压痛敏感(++)，腰椎 4、5 压痛敏感(++)，骶髂部位酸困，大腿(双)伏兔部位皮肤正常，用手触摸过敏、抽动。

治疗：经头皮针伏象背腰部相应位置飞针，伏脏下焦(双)相应位置向下斜刺，味嗅穴(双)飞针，针刺 3 次后，患者自述好转，晚上可以睡觉。又连续针刺 3 次。腰和骶髂部位在第 7 次针刺后，症状完全消失。背部及

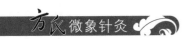

大腿两侧，有时还有发作，但比之前明显好转。又选头皮针伏象大椎、中背，留针40分钟；体环针膝（双）上环 $m_{2,4}$ ↑，留针25分钟，拔针后，患者自诉全身很舒服，背、腿无不适之感。第2天，患者自诉一切良好。为了加强疗效，又针1次。共针刺9次。

1992年4月随访：症状未复发，一切正常。

第二节　体环针的临床疗效汇总

数年来，体环针疗法在临床实践中取得了较好的效果，仅对1977年治疗的1003个病例、137种疾病进行部分统计，其总有效率达99%左右。详见表9-1。疗效判断标准：

痊愈：症状完全消失，恢复正常工作。

显效：症状显著减轻。

有效：症状有不同程度的减轻。

无效：症状无明显的变化和结果不明者。

表9-1　体环针疗效统计

科系	病名	例数	痊愈	显效	有效	无效
消化	食管擦伤	1	1			
	膈肌痉挛	2	2			
	肝炎	5	3	1	1	
	胆道蛔虫	5	3	1	1	
	急、慢性胃炎	8	6	1	1	
	胃痉挛	5	5			
	胃弛缓	1	1			
	慢性肠炎	2	2			
	肠痉挛	2	2			
	急性阑尾炎	3	1	1		1
	慢性阑尾炎	8	2	5	1	
	肠麻痹	3	3			
	肠寄生虫	2	1			1
	消化不良	11	8	2	1	
	痢疾	1	1			

续表

科系	病名	例数	痊愈	显效	有效	无效
呼吸	感冒	41	18	20	6	
	慢性气管炎	4	1	2	1	
	肺结核	1			1	
	胸膜炎	2	2			
	心律失常	2		1	1	
循环	高血压	29	14	11	4	
	冠心病	3	3			
	高血压心脏病	2	1	1		
	心肌劳损	1			1	
	动脉硬化症	4	3	1		
	血管性头痛	3	1	1	1	
	血管性眩晕	9	3	5	1	
	心脏官能症	4	1		2	
	脉管炎	3	1	1	1	
	淋巴结肿大	3	2		1	
	班替综合征	1	1			
	脑出血	4		4		
	脑血栓	16	5	6	5	
	脑血管痉挛	3	2	1		
	脑炎后遗症	2	1		1	
	脑供血不足	2	1		1	
神经	神经衰弱	29	11	12	5	1
	抑郁症	2		1	1	
	癔症	20	7	8	5	
	脑震荡后遗症	2	2			
	癔症性瘫痪	1	1			
	精神分裂症	5	1	2	2	
	癫痫	11	2	4	5	
	帕金森综合征	3		1	2	
	外伤性截瘫	1			1	

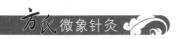

科系	病名	例数	痊愈	显效	有效	无效
神经	周期性瘫痪	1			1	
	神经性头痛	49	31	7	11	
	神经性耳聋	14	3	6	5	
	自主神经功能紊乱	2	1		1	
	末梢神经炎	36	17	8	9	2
	复视	1			1	
	斜视	2			1	
	三叉神经痛	7	5	2		
	肋间神经痛	15	7	5	3	
	精索神经痛	3	2		1	
	坐骨神经痛	23	13	6	4	
	颜面神经麻痹	6	3	2	1	
	桡神经麻痹	1		1		
	腓总神经麻痹	3	1		2	
	神经症	6	1	4	1	
皮肤	带状疱疹	3	1	1		1
	瘙痒症	5	4	1		
	色素沉着	1				1
	硬皮症	1			1	
	慢性溃疡	1	1			
	丹毒	1		1		
	湿疹	4	3		1	
	荨麻疹	3	2		1	
	皮肤温度失调	8	5	2	1	
	自汗	2			2	
	毛囊炎	4	1	2	1	
	冻伤	1			1	
	疖肿	6	4	2		
内分泌	甲状腺功能亢进症	1			1	

续表

科系	病名	例数	痊愈	显效	有效	无效
生殖泌尿	痛经	2	2			
	月经不调	4	1	1	2	
	睾丸炎	2	2			
	前列腺肥大	1		1		
	遗精	4	1	3		
	阳痿	1		1		
	遗尿	2	1		1	
	大小便失禁	2	2			
	肾炎	3	1	2		
运动	挫伤	8	5	2		
	扭伤	8	5	2	1	
	急性腰扭伤	12	6	5	1	
	腰肌劳损	13	7	2	4	
	落枕	5	5			
	寰椎半脱位	1				1
	椎间盘突出症	2	1		1	
	肩周炎	14	4	5	5	
	肩肌劳损	3	1	1	1	
	网球肘	7	3	1	2	1
	骨质增生	3	1	2		
	骨结核	1			1	
	骨膜炎	5	4		1	
	腱鞘囊肿	2	1		1	
	梨状肌综合征	2		1	1	
	风湿症	125	58	44	23	
	风湿性关节炎	83	39	31	13	
	类风湿	3		2	1	
眼科	沙眼	4	1	2	1	
	急性结膜炎	12	2	3	6	1
	泪囊炎	1		1		

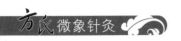

续表

科系	病名	例数	痊愈	显效	有效	无效
眼科	迎风流泪	2		1	1	
	角膜混浊	2		1	1	
	青光眼	3		1	2	
	白内障	2			2	
	玻璃体混浊	2		1	1	
	中心性视网膜炎	1			1	
	近视	5		1	4	
	视神经萎缩	2		1	1	
	视力减退	1		1		
五官科	外耳道疖肿	2	1	1		
	外耳道奇痒	1	1			
	耳鸣	8	3	3	2	
	乳突炎	1	1			
	中耳炎	5	2	3		
	梅尼埃综合征	4	1	3		
	额窦炎	1	1			
	急、慢性鼻炎	35	11	12	12	
	鼻中隔偏曲症	1	1			
	急、慢性扁桃体炎	6	2	4		
	慢性咽喉炎	9	5	4		
	声带麻痹	2			2	
	阻生齿	4	3		1	
	齿龈炎	6	4	2		
	冠周炎	7	5	2		
	龋齿	28	18	9	1	
	下颌关节紊乱	1			1	
	流涎	6	6			
其他	瘰瘤肿痛	2		1	1	
	乳腺炎	11	3	1	7	
	爪甲炎	1	1			

续表

科系	病名	例数	痊愈	显效	有效	无效
其他	足跟痛	13	5	6	2	
	混合痔	6	3	2	1	
	脱肛	3	1	1	1	
合计	例数	1003	461	317	214	11
	百分率		46%	32%	21%	1%
总有效率		99%				

第十章　微象针法的临床实践

一、微象针法治疗病例

1. 金三角微象针法

患者：男，68 岁，退休工程师。

主诉：右肩疼痛 2 个多月。

现病史：患者右肩疼痛 2 个月余，西医 X 线检查诊断为右肩骨质增生，建议手术治疗。患者寻求非手术，故来诊。右肩上举 60°，外展功能明显受限，肩周压痛剧烈，尤其外展时疼痛尤甚。脉沉、紧，苔白。

治疗：祛风散寒通络。

取穴要点：金三角微象针法(图 10-1)，架子穴。

效果：治疗 3 次后疼痛完全消失，上举、外展功能恢复正常，右肩活动自如。1 年后随访病情无复发。

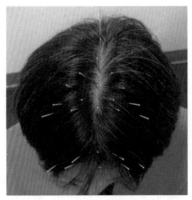

图 10-1　金三角针法

2. 火焰微象针法

(1)病例一

患者：女，28 岁，律师，2017 年就诊。

主诉：颈肩及上背疼痛 5 年。晨起尤甚。

现病史：无明显诱因颈肩及上背疼痛 5 年，疼痛剧烈，晨起尤甚，需他人辅助才能起立。

取穴要点：火焰微象针法(图 10-2)，架子穴。

效果：下针后疼痛立即减弱，留针 30 分钟起针后，疼痛消失。一次性治疗，随访至今疼痛未复发。

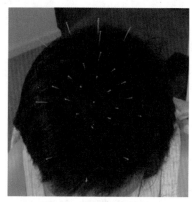

图 10-2　火焰针法

(2)病例二

患者：女，50 岁，作家，2017 年就诊。

主诉：双侧手臂及肩部剧痛。

现病史：由于车祸，现肩膀及手臂火辣剧痛，活动均受限，上举 15°。双侧手及上臂肿胀，紫色瘀斑，皮肤温度偏高，压痛明显。

取穴要点：火焰微象针法，架子穴。

效果：第 1 次治疗后，疼痛立刻减轻，手臂上举 90°。复诊时肿胀明显消退，针灸治疗后，手臂上举 120°。四诊后，患者活动自如，肿胀及瘀斑完全消除。

3. 下肢区微象针法

(1)病例一

患者：女，53 岁，2010 年就诊。

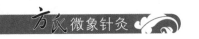

主诉：右膝关节肿痛。

现病史：患者经西医诊断为右膝关节滑膜炎，微创手术后关节腔积液，两次关节腔穿刺均取出 50mL 积液，症状未消，坐轮椅就诊。右膝关节红肿热痛，关节活动功能障碍，轮椅推入。舌淡苔白。股四头肌萎缩，右膝关节红肿，皮肤温度偏高。

取穴要点：伏脏下焦、膝点，伏象下肢区，伏象右腿部，倒伏象膝部，手伏象膝点。

效果：两次治疗后，膝部肿胀明显消退，疼痛减轻。第 3 次治疗后，膝部肿胀消失，关节腔积液吸收，右膝可作适度弯曲，右脚开始有力，不用坐轮椅，缓慢行走。第 10 次治疗后，症状全部消失，右关节弯曲活动恢复正常，走路恢复正常，萎缩的肌肉复常，可做农活。

（2）病例二

患者：男，42 岁，工程师，2017 年就诊。

主诉：右踝关节疼痛 3 个月。

现病史：3 个月前，因外伤导致右踝关节疼痛，右踝关节前下方 4cm×4cm 局部大小圆形肿胀突起，压痛明显。踝关节活动受限。

取穴要点：下肢区针法，倒伏象右冠状缝 6 线，伏脏踝部，同侧星点，同侧手伏脏踝部。

效果：第一次起针时疼痛即可减轻，患者惊呼其不可思议。第 2 次就诊时局部肿胀消失。第 3 次复诊时踝关节活动恢复，疼痛消失。

（3）病例三

患者：男，32 岁，工程师，2017 年就诊。

主诉：左侧髋部疼痛，痛及臀部。

现病史：因打羽毛球运动后，左侧髋部疼痛，痛及臀部。髋部及腰部前仰，后伸及左右旋转活动受限，局部压痛明显，无放射性疼痛。

取穴要点：冠状缝下焦区、下肢区，架子穴。

效果：一次治疗，疼痛基本消失。

4. 双八疗法

患者：女，49 岁，2017 年就诊。

主诉：左眼睑闭合不全。

现病史：曾患左侧周围性面神经麻痹，经治疗后遗留左眼睑闭合不全。左脸及左侧脸颊部肌肉萎缩，左眼上下内眦角到瞳孔中央有 5mm 宽的裂缝。鼓腮时左侧嘴角闭合不全。

取穴要点：伏脏上焦。倒脏面神经区上 1/2 微象针法，双八微象针法，阳白穴。后期加用局部阿是穴针法交替使用。

效果：治疗后，左眼闭合恢复正常，鼓腮时嘴角闭合，脸部对称。

5. 倒脏伏脏心点

患者：女，64 岁，2018 年就诊。

主诉：心悸心慌 1 周。

现病史：因要回国，放心不下女儿，焦虑，失眠，心慌心悸 1 周。测血压 130/80mmHg，心率 72 次/分钟。脉沉弦，舌淡红苔黄。

取穴要点：伏脏心点，酒杯及心点，肾九宫，架子穴。

效果：患者描述起针时感觉立刻从左胸部有一股热流到左肩和左胳膊，心慌、心悸症状消失。

6. 视觉九宫

(1)病例一

患者：女，50 岁，办公室干事。2019 年 10 月 25 日初诊。

主诉：飞蚊症，眼干燥症，视疲劳。

现病史：飞蚊症 1 年。双高度近视 9D。双脉沉细，尺脉细迟。舌质淡，有齿痕。苔白腻。

取穴要点：视觉九宫(图 10-3)，伏脏肝点，中焦肾。伏象 X 针法，听觉，架子穴。

效果：针后看东西清亮，眼温润。第 1 次针后飞蚊明显变小，变淡。第 2 次加取伏象下焦。余同上。飞蚊变淡变小，原黑点消失。第 4 次针后视物仅左上方有一小飞蚊，视野中其他飞蚊都消失。

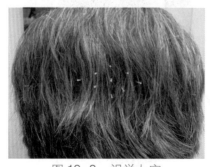

图 10-3　视觉九宫

（2）病例二

患者：女，7岁，2013年就诊。

主诉：近视。

现病史：1个月前视力检查左右眼各0.3，150°。

取穴要点：用伏脏上焦，伏象X、视觉九宫微象针法。

效果：治疗8次后，双眼视力提高到1.0，第12次治疗后，视力提高到1.5。

（3）病例三

患者：女，52岁，2019年就诊。

主诉：飞蚊症，双眼干涩3个月。

现病史：双眼干涩，眼前飞蚊3个月。情绪焦虑，脉沉弦，尺脉沉细，舌淡红，苔淡黄有齿痕。

取穴要点：伏脏上焦，X针法，伏象心点，视觉九宫，架子穴。

效果：3次针后眼干涩症状消失，10次治疗后飞蚊变淡变小，情绪稳定。

（4）病例四

患者：男，26岁，在校研究生，2019年11月23日初诊。

主诉：双眼干、涩、痛10年。

现病史：患者一直滴用人工泪液来缓解症状。但从2019开始使用人工泪液无效果。视疲劳症状加重，右眼视力下降。双眼明显干燥，没有一点湿润功能。双脉沉细，左关脉微。舌质淡，苔薄白腻，舌有齿痕。

取穴要点：视觉针法（图10-4），针法伏脏上焦，中焦肾，肝点，伏象下游。架子穴，听觉，攒竹。留针。

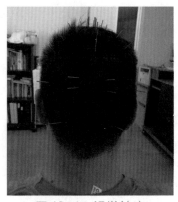

图10-4　视觉针法

效果：留针 45 分钟后去针。取针后患者感觉眼睛有点湿润，视物清亮。第 2 次，患者视疲劳症状明显改善。第 3 次，视疲劳症状消失，眼干、涩症状消失 1 天，已停用人工泪液。第四诊眼干症状明显改善。正在治疗中。

7. 川字形微象针法

患者：女，32 岁，会计师。

主诉：脊柱强直，周身疼痛。

病史：脊柱关节强直疼痛，膝髋等周身关节疼痛，关节活动功能障碍，夜间疼痛尤甚，犹如刀割，失去行走功能，生活不可自理，大小便不可自理。乏力，低烧，贫血，血沉强阳性，HLA-B$_{27}$ 阳性。西医诊断强直性关节炎。疗效不佳故来诊。

取穴要点：川字形微象针法（图 10-5）。

效果：25 次治疗后患者可以自由行走，全身关节疼痛明显减轻，关节运动恢复，生活自理。2019 年随访，无复发症状。

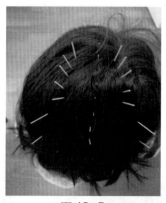

图 10-5

8. 口杯针法

患者：女，54 岁，工程师，2018 年就诊。

主诉：全身肌肉酸痛，双腿尤甚。

现病史：因长途越野跑步训练，现全身肌肉酸痛，双腿尤甚。查双腿肌肉紧张，局部压痛明显。

取穴要点：口杯针法（图 10-6），架子穴。

效果：起针后患者肌肉酸痛明显减轻，次日回复酸痛全部消失。

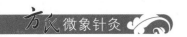

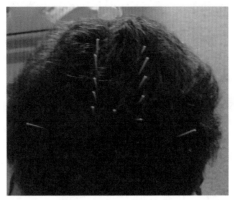

图 10-6　口杯针法

9. 酒杯针法

（1）病例一

患者：男，47 岁，软件工程师，2013 年初诊。

主诉：视力模糊，视疲劳。

现病史：患者视力模糊，视疲劳，12 年前做过近视眼角膜手术。飞蚊症病史。脉沉，舌苔腻。素食。寻求针灸头针治疗。

治疗：视觉九宫（图 10-7 左图），伏脏中焦肾。

效果：每周一次治疗，4 次治疗后，视疲劳及飞蚊症症状减轻。治疗过程中，逐渐发现患者近 6 年间由于家庭原因，还伴有抑郁症、失眠等症状，配合 X 针法（图 10-7 右图）、酒杯针法（图 10-8）等交替进行调治。诸症均减。

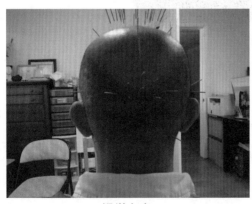
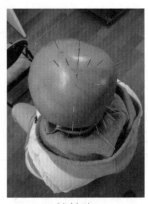

视觉九宫　　　　　　　　　　　X 针法

图 10-7

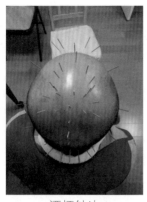
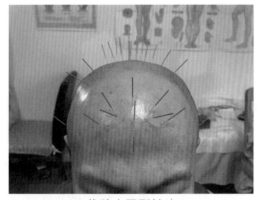

酒杯针法　　　　　　　　伏脏太阳型针法

图 10-8

（2）病例二

患者：女，8 岁，2014 年就诊。

主诉：注意力不集中，行为亢奋。

现病史：注意力不集中，自制力差，上课高声说话，随意走动，行为亢奋，成绩差，在特殊儿童班上课。

取穴要点：酒杯针法，伏脏上焦，心点，架子穴。

效果：15 次治疗后，注意力明显提高，上课讲话及随意走动状况减少，成绩由原来的 D/C 上升到 C/B。

10. 髋关节部位针法

患者：女，45 岁，护士长，2010 年就诊。

主诉：髋关节疼痛，伴有全身持久性疼痛。

现病史：患者感染 SARS 病毒，之后出现股骨头坏死，并发全身持久性疼痛，经国内多方名医治疗，痛症无明显改善。

取穴要点：髋关节部位针法。

效果：一次治疗，起针后，疼痛消失。

11. 妇科九宫针法

（1）病例一

患者：女，25 岁，2018 年就诊。

主诉：闭经半年。

现病史：无明显原因闭经半年，多方诊治无效，故来诊。

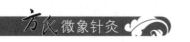

取穴要点：妇科九宫，架子穴，腓下三针。

效果：三次治疗后，月经来潮。为巩固疗效，及经后又行 3 次治疗，随访月经如常。

(2)病例二

患者：女，39 岁，工程师。

主诉：产后恶露不断半年。

现病史：产后半年，恶露不断，经西医刮宫治疗及服用止血剂，恶露未能止住。经他人介绍来诊。现症见恶露淋漓不断，头晕，疲劳，浑身无力，心慌，失眠，面色苍白。舌淡苔薄白有齿痕，脉细微沉。

取穴要点：伏脏中下焦，妇科九宫，架子穴，腓下三针，三阴交，足三里。

效果：初诊治疗后，次日恶露明显减少。治疗 4 次后，恶露停止。为巩固疗效，继续做了 6 次治疗，上述症状全部消失。4 个月后，患者告知已怀孕第二胎。

(3)病例三

患者：女，34 岁，幼教老师。

主诉：停经 2 个月。

现病史：停经 2 个月，无其他症状，患多囊卵巢综合征 10 年。患者面色红润，体毛重，舌润质淡红，苔白，尺脉沉。

取穴要点：伏脏中下焦，妇科九宫，架子穴，腓下三针。

效果：4 次治疗后，自我感觉有经前症状，乳房和少腹部发胀。10 次治疗后，月经来临。第 16 次治疗后，月经周期出现。

12. 胃九宫针法

(1)病例一

患者：男，40 岁，2017 年就诊。

主诉：腹胀、腹痛、腹泻 10 余年。

现病史：患者无论食用任何食物及半流质食品，均有腹胀、腹泻、腹痛症状，每日排便 3～5 次，便稀，已经 10 余年。粪便脓细胞检查阴性。家庭医生告知并无特别治疗方法。经人介绍来诊。患者形体消瘦，神经紧张敏感，脉沉细微。舌质淡，苔白滑腻。

取穴要点：伏脏中焦胃，下焦肠区，胃九宫针法，架子穴，心点，腹内胀满。

效果：10 次治疗后，症状全部消失，每日排便 1～2 次，饮食恢复正常。

（2）病例二

患者：女，12 岁，2014 年就诊。

主诉：厌食 4 年。

现病史：其母代诉患儿纳差、厌食，厌食物味道，对食物味道高度敏感，4 年来症状加剧，不能闻厨房食物味道，不能和家人同桌吃饭，患儿只能待在二楼远离厨房的一间屋内单独用餐。家人痛苦万分。曾采用中西医多处治疗，但症状同前。小儿瘦小，但很乖巧。舌质淡白，舌左右边有齿痕，苔白湿，前舌根部苔略腻。

取穴要点：针伏脏中焦胃，下焦肠区。胃九宫针法，腹内胀满，架子穴，心点。

效果：5 次治疗后，患者可主动自行和家人共餐，吃自己认定的食物。8 次治疗后，可随意进食，家人感谢万分。

13. 肺九宫针法

（1）病例一

患者：男，42 岁，工程师，2013 年就诊。

主诉：过敏性鼻炎 16 年。

现病史：患者近 16 年来，常鼻塞，鼻奇痒，鼻涕多，夜间张口呼吸。西医诊断过敏性鼻炎。经过多方治疗，包括脱敏治疗、西药、中药、鼻甲切除手术、传统针灸等，过敏症状仍然逐年加重。鼻根部两边各有 1.3cm×1.3cm、高 0.5cm 大小半球状突起物。

取穴要点：伏脏太阳型针法，肺九宫，架子穴，鼻点。

效果：两次治疗后，鼻塞、鼻痒、涕多症状明显减轻，鼻根两半球突出物变小变平。4 次治疗后，过敏性症状全部消除，鼻根两半球突出物完全消除，夜间闭口呼吸。随访 4 年多，过敏症状没有复发。

（2）病例二

患者：男，2 岁，2014 年就诊。

主诉：咳嗽、流鼻涕半个月。

现病史：其母代诉，咳嗽，流涕，凌晨 4 点哭闹不止，患儿两鼻孔充满了淡黄色鼻涕。面部像个面包，表情淡漠。两肺满布哮鸣音和干啰音，两下肺可闻及湿啰音。舌质淡，苔白腻，有齿痕。患儿母亲有过敏性哮喘

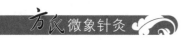

病史。天质不禀，过敏性哮喘。

取穴要点：伏脏上焦，肺九宫，肾九宫，架子穴，尺泽，丰隆。

效果：第2次治疗，哮喘音全部消除，湿啰音消失。再针2次后，开始进行过敏体质治疗。现在病儿经过2年持续性每周针一次改变体质治疗，过敏性哮喘至今从未发作。

14. 肾九宫针法

患者：女，48岁，2019年9月初诊。

主诉：急性腰扭伤3天。

现病史：3天前因侧腰搬运东西，即刻出现腰痛，以右侧为主，在别的诊所诊治效果不明显，推荐来诊。患者由其先生搀扶进诊所，不可站立过久，俯身、后仰均小于15°，左右侧弯不能，第3、第4腰椎右侧压痛明显。无放射性疼痛。

取穴要点：肾九宫，手象针腰、骶穴。

效果：留针30分钟后起针，患者疼痛减半，可以自行走出诊所。隔天一次针灸治疗，5次后，症状完全消失。

15. 髋关节部位微象针法

(1)病例一

患者：女，58岁，2017年首诊。

主诉：右侧髋关节疼痛10年。

现病史：患者2010年出现右侧髋关节疼痛，影像学检查示右侧股骨头3个花生大小阴影区，西医诊断为股骨头坏死。进行西医西药治疗。近7年来，疼痛症状逐渐加重，出现跛行，X线检查显示右侧髋关节腔狭窄。西医建议股骨头置换手术。患者为寻求非手术治疗来诊。患者跛行，挂拐，长短腿，直腿抬高试验阳性，小于15°。4字试验阳性。

取穴要点：髋关节部位微象针法为主(图10-9)。

效果：第1次治疗起针后，患者即呼疼痛减轻。开头3个月为每周2次治疗，以后每周一次针灸治疗，1年后，已不用拐杖。现在基本没有疼痛。以维持治疗为主。

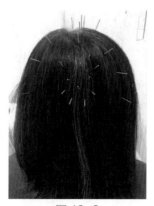

图 10-9

（2）病例二

患者：女，30 余岁。某医院护士长。2010 年就诊。

主诉：两侧股骨头坏死，全身疼痛 6 年。

现病史：因工作原因，感染 SARS 病毒，之后出现股骨头坏死，并发全身持久性疼痛。经多方名医治疗，症状无明显改善。患者经人介绍来诊。

取穴要点：髋关节部位微象针法为主。

效果：用微象针法一次治疗，疼痛当即完全消失。当时所有在场的从医工作者无不惊叹。

16. 妇科九宫针法

患者：女，27 岁，2018 年首诊。

主诉：痛经 10 余年。

现病史：患者自 13 岁初潮开始到结婚生子之前就有痛经症状，经前经期少腹疼痛难忍，拒按，手脚冰凉。月经经期、经量正常。色、质无异常。其间西医、中医治疗均无明显效果。此次就诊时间为其产后 7 个月第一次月经，痛经更甚，故来诊。嘱其月经干净后来诊。

取穴要点：下游针法（图 10-10），配合体环针。

效果：每周一次针灸，经过 3 次针刺治疗后，首次来月经，腹部隐隐不舒服，但无痛经，患者非常惊奇。月经干净后，继续又巩固针刺 3 次。1 年后随访，再无出现过痛经。

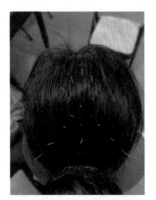

图 10-10　下游针法

17. 上游针法

患者：女，30 余岁。2012 年就诊。

现病史：患者是在本人讲学授课时突发症状，高热，胃脘部及少腹部剧痛，面色蜡黄，呼吸急促，脉洪紧。

取穴要点：上游针法（图 10-11），腹内胀满，听觉，架子穴。先用 1 寸针刺大椎退热为主。然后采用飞针法针其余穴位。

效果：针刺 5 分钟后，患者感觉症状明显减轻，继续上课。30 ~ 40 分钟后，所有症状全部消失。

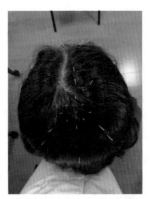

图 10-11　上游针法

18. 川字形针法

患者：女，32 岁。1995 年就诊。

主诉：全身关节疼痛 1 年多。

现病史：患者自诉曾经因为洪水，在水中泡了1天，后来逐渐出现全身关节疼痛，尤其夜间疼痛加剧，如同刀割锯切。西医诊断为强直性脊柱炎。中西医未间断治疗，效果不佳。一年后逐渐丧失行走能力，且有乏力、低热、贫血、右侧肩胛骨滑脱，生活不能自理。HLA-B$_{27}$阳性。遂来访。

取穴要点：川字形针法为主。配合体环针。

效果：总共治疗25次后，患者疼痛明显减轻，可以自由行走、活动，瑜伽练习无碍，生活完全自理，恢复工作。至今随访，实验室检查仍为阳性，但已经全无症状。

19. 肺九宫，太阳型针法

患者：男，44岁，2011年首诊。

主诉：严重感冒。

现病史：患者来美访问期间，受风寒而感冒，症状为剧烈咳嗽，咽痛，音哑，鼻塞，头晕头痛，心慌心悸。患者未服用任何药物，要求针灸治疗。

取穴要点：肺九宫，太阳型针法（图10-12）加伏脏鼻点及胸部、架子穴。

效果：每天针灸一次，每次治疗后，症状明显减轻，3次后基本痊愈。患者惊呼效果比服药还快。

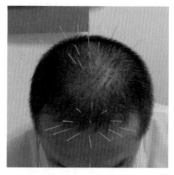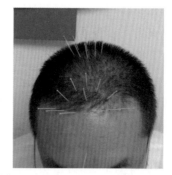

图10-12

20. 火焰针法

患者：男，32岁，软件工程师，2017年就诊。

主诉：颈肩及上背疼痛不舒。

现病史：患者由于工作原因，长期伏案以及熬夜，长期颈肩部及上背

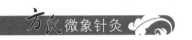

疼痛不舒。工作压力原因，致情绪不畅，视力模糊。舌体胖舌苔淡，脉沉。

取穴要点：火焰针法(图 10-13)为主加减。

效果：每次治疗后，颈肩部及疼痛症状均减轻，兼顾情绪不畅，治疗过程中，配合酒杯、X 针法、视觉九宫交替使用。

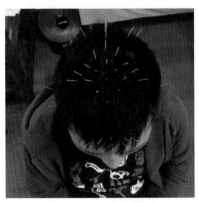

图 10-13　火焰针法

21. 仰头巨面象、单八针法。

患者：女，52 岁，2019 年 2 月 8 日就诊。

主诉：三叉神经痛季节性发作 2 年。

现病史：2017 年冬季在国内大病一场后高热 40℃，寒战。病愈后出国旅游，食辣后右侧下颌角部位开始疼痛，继而头部疼痛如电击样，疼痛如裂，每天发作 2~3 次，每次 1 小时左右。寻求各种治疗和检查无果，牙科检查无异常，但因最开始始发疼痛部位为右后磨牙处，曾拔掉右下最后两颗磨牙，症状无改善。西医诊断为三叉神经痛。治疗上尝试各种止痛药无效，自诉只有中国产的卡马西平止痛有效，但是有复视、头晕等副作用。此次发作从 2018 年 10 月开始，无明显诱因，疼痛如前，自诉头部右侧电击样疼痛难忍，痛不欲生(疼痛时其丈夫在侧以防患者自残)，每天 2~3 次，无时间规律，每次 1 小时左右。其间曾采用针灸治疗，针灸时疼痛有缓解，但改善不明显。西医已经预约 2 月 25 日颅脑植入手术。经人介绍来做头针治疗。舌淡，脉弦细。

取穴要点：伏象肺九宫，督脉，大椎，小四神聪，架子穴。颜面部(感觉及运动针法)仰头巨面象单八针法(图 10-14)。留针半个小时，一周两次。

效果：第 3 次来诊时告知，经过针灸治疗后，发作时疼痛程度明显减轻。昨天一天第一次无疼痛发作。患者非常高兴，考虑是否要取消手术。建议先治疗观察。

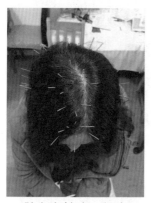 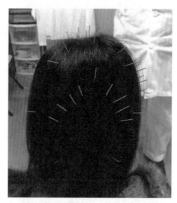

肺九宫针法，督脉　　　　　　　仰头局面象　单八针法

图 10-14

二、微象针法治疗时部分典型图片

以下为临床上灵活应用微象针法治疗时的部分图片，以供学习者参考（图 10-15 组图）。

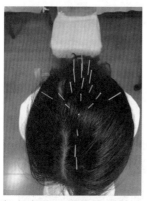 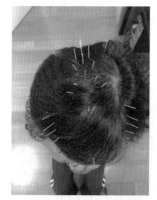

肾九宫及尾骶骨隐裂针法　　　下肢区针法及倒伏象的双侧下肢

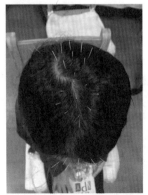

单 8 针法(前面照)

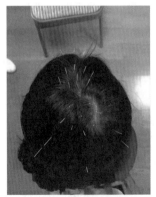

单 8 针法(后面照)

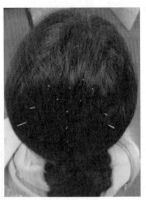

胃九宫针法

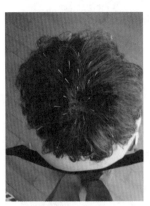

单 8 针法

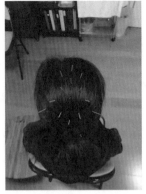

大菱形针法

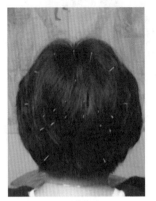

双八针法

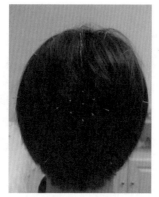

视觉九宫针法

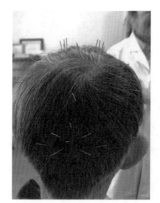

视觉九宫(9针)

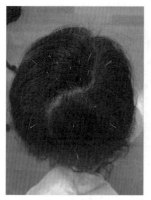

金三角针法

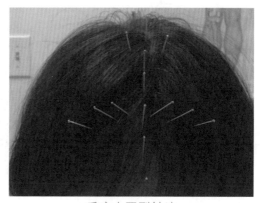

重症太阳型针法

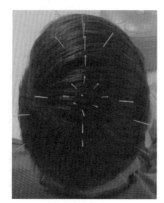

肾九宫

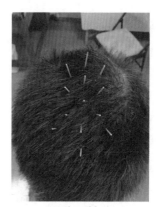

下肢区针法

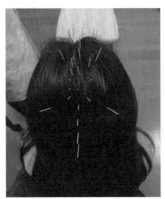

下肢区兼右侧加密针法

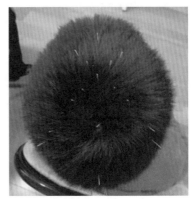

X 针法

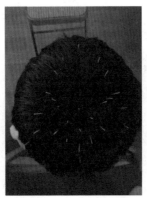

酒杯针法 、心点、肾九宫

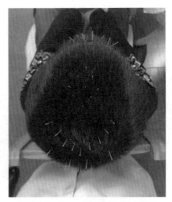

颈部九宫，倒脏感觉系统

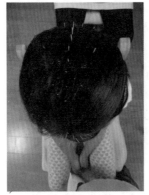

肺九宫针法

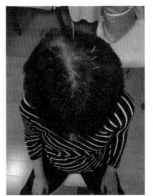

颈部九宫，十字型针法

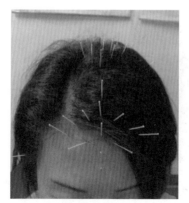

重症太阳型针法

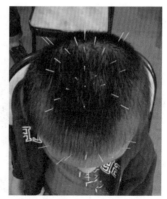

运动系统针法，感觉系统针法

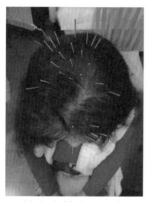

肺九宫针法，心点

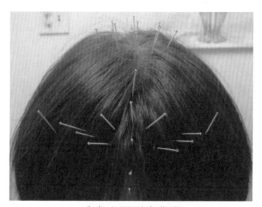

重症太阳型中焦肾

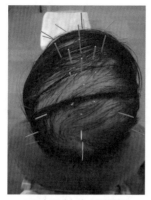

下肢区针法（后面）

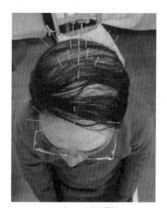

下肢区（前面）

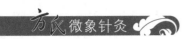

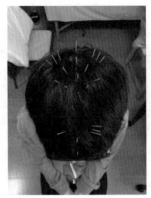

伏脏心点，倒脏心点

图 10-15　组图

三、结束语

方氏微象针灸立足于临床实践，依据传统中医经络理论的知识与理念，采用现代医学知识，佐证了全息生物学理论，真正做到了立足传统、面向未来，可学、可用，具有扩展性，有可能成为传统中医与现代医学交融的切入点，具有无限的潜力。

附 录

1. 方云鹏志

方云鹏(1908—1990 年)，河南淮阳县方营村人。1936 年毕业于河南大学医学院。曾在军政部设在洛川的 92 后方医院任院长兼任外科主任，77 后方医院任院长兼外科主任，耀县 13 兵站戒烟所任所长兼外科主任。1947 年曾奉派参加军调处工作，因触怒国民党当局被收审。经中共地下党营救脱险后，在解放军华北兵团卫生部任主治军医，后奉命来陕。中华人民共和国成立后，起初在西安市人民医院工作，1952 年被选送中央卫生部针灸实验学习班进修，此后任西安市中医医院外科和针灸科主任。

他在 1955 年即将针灸运用于外科手术镇痛，1958 年 10 月在西安《卫生通讯》发表《试用针灸代替止痛药和强心剂》论文。在全国首先使用针灸治风湿性心脏病获得良效，论文发表于《上海中医药杂志》(1957 年 9 月)。观察舌系带诊断痔瘘的经验论文发表于 1962 年第 4 期《中医杂志》，此方法经上海等地验证，被编入《中医诊断学》一书。20 世纪 50 年代他还就针灸治疗疟疾进行了大量患者临床观察，论文发表于 1955 年 7 月《中级医刊》。方氏对祖国医学传统的流注针法理论进行研究，总结出一套简明选穴计算方法。编著《针灸万年历》《针灸日历》《子午流注·灵龟八法环钟图及其应用》等书。1980 年 6 月 13 日在 631 所郭希的帮助下将《针灸万年历》成功输入大型电子计算机，并通过鉴定。1983 年 6 月又将其改编成 BASIC Ⅱ程序，输入微型电子计算机。创制"头皮针""体环针""手足象针"等新的针灸方法，均有专著出版。曾任中国全息生物学会副主任委员、陕西省针灸学会副主任委员、西安市政协委员、农工民主党西安市委委员。

——录于《陕西省志·卫生志》

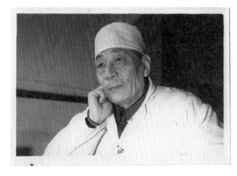
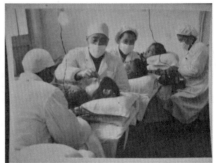

2. 1954 年方云鹏主任医师临床掠影

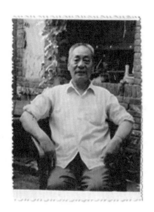
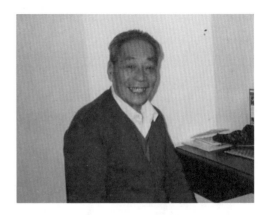

3. "电子计算机在针灸万年历上的应用"被评为陕西省科学技术研究成果

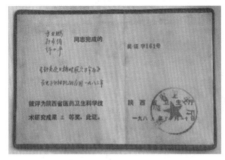
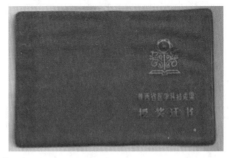

证书

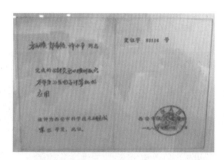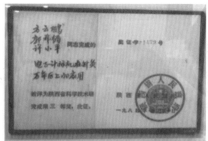

4. 早期出版的方氏头针书籍

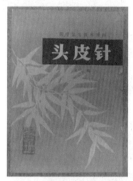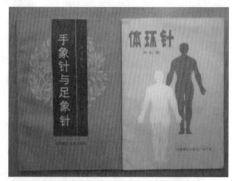

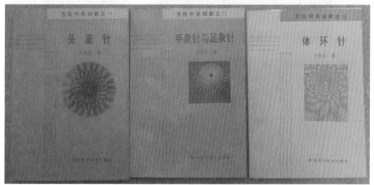

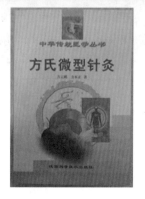

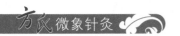

5. 方本正教授在世界各地与学员合影，及部分大会授课剪辑

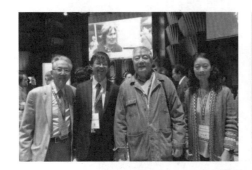

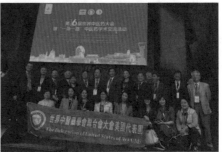

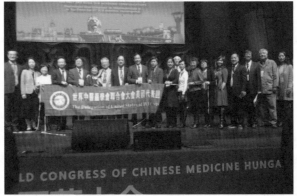

第 16 届世界中医药大会（匈牙利，2019 年 11 月）

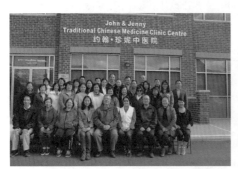

2019 年 10 月；加拿大多伦多

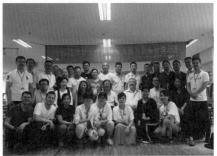

2019 年 6 月，中国温州医科大学

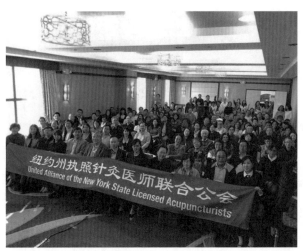

2019 年 4 月，美国纽约州执照针灸医师联合公会

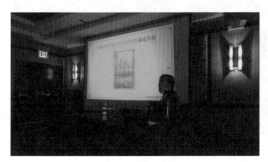 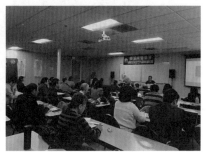

方本正教授在美国纽约讲课

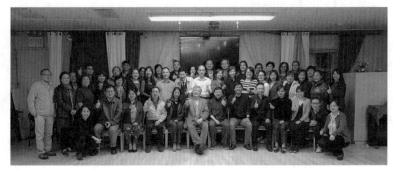

2019 年 4 月，美国纽约微象针灸小班课

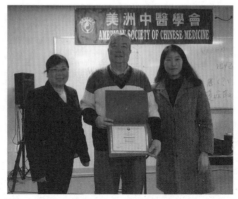

2019 年 3 月，美洲中医学会
（右为会长朱晓晴医生，左为学术部部长黄珠英医生）

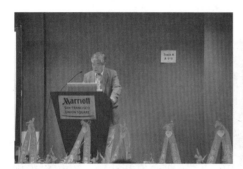

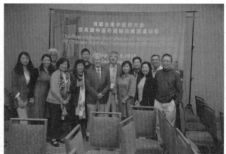

2018 年 9 月，美国旧金山，首届全美中医药大会暨美国中医药发展战略圆桌论坛

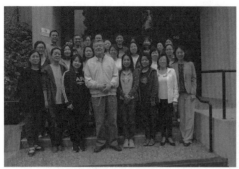

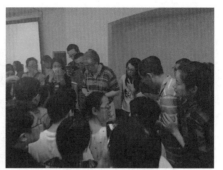

2018 年 9 月，美国圣何塞微象针灸小班　　2018 年 6 月，中国北京中医药大学
研究生部讲课

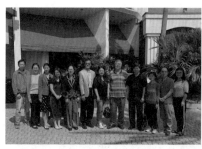 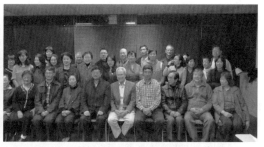

2018 年 4 月，美国佛罗里达州小班　2012 年 1 月，美国加州五系中医药大学博士班授课

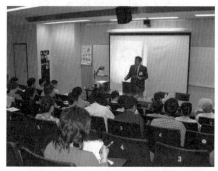 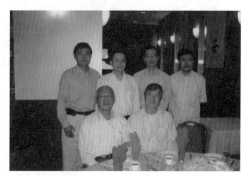

2005 年 7 月，加拿大温哥华授课　　　2005 年 7 月，加拿大温哥华

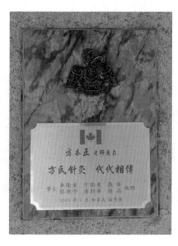

2005 年 7 月，加拿大小班课学生联合赠送方本正教授

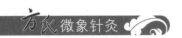

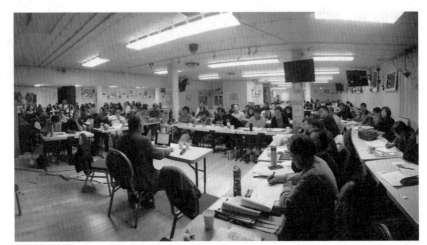

2019 纽约方氏微象针灸学习班

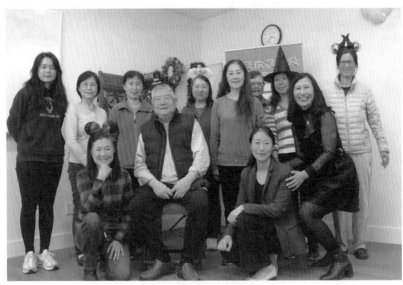

2021 年学习小班

后　记

　　20世纪90年代，遵循父亲的临终嘱托，本人一直潜心致力于方氏针灸的临床实践与学术研究拓展。最终有所突破。为了更好地向美国乃至全球弘扬方氏针灸之精要，笔者于2004年欣然来到美国。然孤身入美，语言不通，日常工作教学多有不便。所幸的是有众多学生给我提供了很多帮助。在此对他们一并表示感谢。为了便于方氏针灸的海外推广与传承，经审慎考量决定确立以下德才兼备的学生为方氏针灸的第三代传承人（按姓氏笔画排序）：刘春辉，孙依群，周达君，笑梅，谈恩丽，黄珠英。望各位同学不负众望，把方氏针灸推广拓展到新的高度，造福广大患者。

方本正

2021年10月

于美国旧金山